U0050647

減糖控醣
糖尿病

絕對
有救

醫學博士 向紅丁◎著

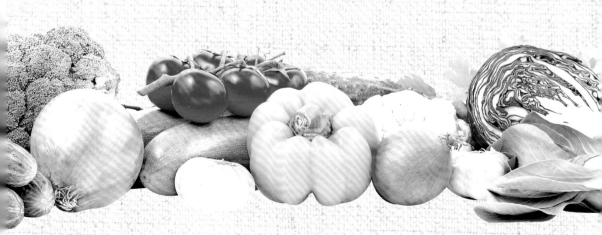

Chapter 1 糖尿病正潛伏在你我身邊

10 台灣成了「糖尿病之島」
- 確診人數飆破230萬
- 半數成年人處於糖尿病前期或屬高危險群而不自知

12 孕期罹患妊娠糖尿病,產後得糖尿病的風險特別高
- 糖尿病患年輕化,「小胖子」陷糖尿病危機
- 不改變生活方式,每個人都可能得糖尿病

15 糖尿病終身為伴,控制不好就會出現併發症
- 一旦患病就如影隨形
- 最大威脅是併發症

16 糖尿病到底是怎麼回事?
- 糖尿病的7大誘發主因
- 什麼是糖尿病?
- 糖尿病的診斷標準
- 哪些人是糖尿病的高危險群?
- 糖尿病有哪幾個類型?
- 三多一少:糖尿病的典型症狀
- 糖尿病還有哪些徵兆?
- 糖尿病有哪些併發症?
- 哪些行為會讓血糖升高?

25 「三五」防糖法有助遠離糖尿病
- 糖尿病的三級預防
- 什麼是「三五」防糖法?

Chapter 2 第一個「五」:預防糖尿病的五個要點

28 第一要點:多懂一點
- 多懂一點糖尿病知識
- 認識糖尿病的危害和基本預防方法

29 第二要點:少吃一點
- 減少分量而不減少種類
- 減少熱量攝取
- 減少「精白」,多點粗食雜糧
- 少吃高脂肪食物,選擇低脂、高優質蛋白質食物
- 少放油
- 少吃鹽
- 少用精緻糖
- 每餐少吃點,七八分飽就好

33 第三要點:勤動一點
- 吃動平衡,避免肥胖
- 有氧運動為首選,控體重、防三高
- 肥胖的人,每週2～3次重量訓練
- 隨時隨地做柔軟操
- 每天6000步,最好的有氧運動
- 將運動融入生活中
- 一週運動方案

39 第四要點：放鬆一點
· 保持平常心，不得糖尿病
· 擺脫緊張焦慮的束縛

40 第五要點：藥用一點

· 糖調節受損階段適當用藥，阻斷糖尿病的進程
· 高血壓＆高血脂症患者要積極用藥
· 糖尿病前期如何用藥

Chapter 3 第二個「五」：治療糖尿病的五個方法

42 如何早期發現糖尿病
· 沒有症狀時，主動體檢，做到「人找病」
· 出現症狀時，絕不輕忽大意
· 篩檢糖尿病需要做哪些檢查？

46 第一方法：心理建設
· 正確看待糖尿病，患病不驚慌
· 建立戰勝疾病的信心
· 治療糖尿病要依靠醫生，更要依靠自己
· 全方位了解糖尿病及治療方法
· 積極控制血糖，不得併發症
· 調節壞情緒，調節不了就宣洩

49 第二方法：飲食治療
· 飲食控制體重，減輕胰臟負擔
· 飲食總原則：全面、均衡、適量
· 總熱量控制在多少才能達到理想體重
· 如何根據總熱量調配一天三餐
· 食物交換份，讓你想吃什麼就吃什麼
· 如何確定每天吃多少主食
· 三餐之外加兩餐，不挨餓血糖穩
· 蛋白質類食物就選這4類
· 低脂飲食，避免肥胖

· 增加膳食纖維，穩定飯後血糖
· 結合GI值與GL值，精準控血糖
· 吃水果前要了解的幾件事
· 先吃後吃有講究，飯後血糖不飆升
· 糖尿病患者更要多喝水
· 解開飲食治療的11大疑問

69 第三方法：運動治療
· 運動控糖的6大好處
· 運動要持續進行才有效
· 哪些糖尿病患者不宜做運動？
· 找到適合自己的運動方式
· 了解適合自己的運動強度
· 根據自我感覺判斷運動量
· 確定適合自己的運動量
· 運動前要做哪些檢查
· 什麼時間運動，降血糖效果最好
· 能不能運動由血糖值決定
· 運動前後如何補充營養
· 糖尿病患的運動與用藥量調整
· 如何邊做家事邊運動？
· 適合老年糖尿病患者的運動
· 適合兒童糖尿病患者的運動
· 適合妊娠糖尿病患者的運動

目錄 C O N T E N T S

81 第四方法：藥物治療
- 什麼情況下需要使用藥物？
- 口服降血糖藥和胰島素該怎麼選？
- 用藥時要注意什麼？
- 常用的口服降血糖藥速查
- 降血糖藥何時服用效果最好？
- 體重正常的第二型糖尿病患者如何用藥？
- 超重、肥胖的第二型糖尿病患者如何用藥？
- 胰島素是治療糖尿病的最佳武器
- 哪些人需要使用胰島素
- 肥胖糖尿病患者不宜過早使用胰島素
- 如何避免使用胰島素後的發胖現象
- 常用胰島素類型介紹
- 如何估算胰島素的初始用量？
- 如何調整三餐前的胰島素用量？

- 如何根據血糖情況調整胰島素用量？
- 胰島素的注射部位
- 如何注射胰島素？
- 如何避免因注射胰島素引起的病菌感染？
- 如何應對注射胰島素引起的低血糖反應？

97 第五方法：病情監測
- 病情監測是控制糖尿病的重要方法
- 如何自測血糖

101 糖尿病特殊族群的調養
- 兒童糖尿病
- 老年糖尿病
- 妊娠糖尿病

Chapter **4** 第三個「五」：遠離併發症的五項達標

108 五項達標是控制糖尿病、避免併發症的關鍵
- 五項都達標，過得好、活得長
- 五項達標包括哪些內容？

110 第一達標：體重達標，避免肥胖
- 肥胖會加重胰島素抵抗
- 防止肥胖該如何均衡飲食

112 第二達標：血糖達標，完美控制糖尿病
- 血糖控制不佳，急性併發症、低血糖找上門
- 養成及時、規律測血糖的習慣
- 糖化血色素監測

- 控制高血糖，也要避免低血糖

115 第三達標：血壓達標，別讓糖尿病遇上高血壓
- 糖尿病和高血壓是「姊妹病」
- 監測血壓，時時記錄，避免高血壓
- 糖尿病患者控制血壓的飲食要點

118 第四達標：血脂達標，預防大血管病變
- 預防高血脂症，減少血管病變發生
- 血脂多少算達標
- 調血脂主要靠飲食和運動

120 第五達標：血黏度達標，讓血管暢通
　　無阻
　　‧血液黏度高對糖尿病的不良影響
　　‧血液黏度偏高怎麼辦？

121 出現併發症怎麼辦
　　‧糖尿病併發高血脂症

‧糖尿病併發高血壓
‧糖尿病併發腎病
‧糖尿病併發脂肪肝
‧糖尿病併發冠心病
‧糖尿病併發痛風
‧糖尿病併發眼疾
‧糖尿病足

Chapter 5　貫徹終身的飲食療法：糖尿病該怎麼吃

134 主食吃得好，不量也不餓
　　‧主食粗一點、雜一點
　　‧每天吃多少主食
　　‧均衡主食，聰明加餐
　　‧粗細結合，飯後血糖更平穩
　　‧可以代替主食的根莖類
　　‧主食乾一點，血糖上升慢
　　‧如何煮粥、喝粥對血糖影響小
　　‧主食放涼再吃，更有助控制血糖

137 燕麥
　　‧燕麥飯
138 蕎麥
　　‧蕎麥煎餅
139 玉米
　　‧玉米小饅頭
140 紫米
　　‧紫米紅豆粥
141 薏仁
　　‧薏仁山藥粥
142 小米
　　‧小米發糕
143 黃豆
　　‧芥蘭菜炒黃豆
144 黑豆
　　‧涼拌黑豆

145 綠豆
　　綠豆芹菜湯

146 適當吃肉＆海鮮，控糖不耽誤
　　‧肉類選擇順序是魚、禽肉、瘦畜肉
　　‧如何烹調肉類，減少脂肪攝取
147 牛肉
　　‧山楂燉牛肉
148 雞肉
　　‧豌豆莢拌雞絲
149 鴨肉
　　‧雙椒鴨丁
150 鱔魚
　　‧韭菜炒鱔絲
151 鯽魚
　　‧鯽魚豆腐湯
152 牡蠣
　　‧牡蠣煎蛋
153 扇貝
　　‧蒜蓉粉絲蒸扇貝

154 多吃蔬菜蕈藻，低熱量不發胖
　　‧每天攝取500克蔬菜
　　‧吃蔬菜遵循「彩虹法則」
　　‧深綠色蔬菜佔一半，控糖更有力

目錄 C O N T E N T S

‧有些蔬菜可充當水果零食
‧搭配蕈菇類，幫助降脂、降壓
‧糖尿病患者適合吃什麼菇？

156 大白菜
‧白菜心拌海蜇

157 芹菜
‧西芹菠菜汁

158 菠菜
‧菠菜拌綠豆芽

159 小黃瓜
‧小黃瓜拌木耳

160 苦瓜
‧涼拌苦瓜

161 番茄
‧番茄炒絲瓜

162 茄子
‧蒜泥茄子

163 洋蔥
‧洋蔥炒蛋

164 胡蘿蔔
‧菠菜拌胡蘿蔔

165 山藥
‧番茄炒山藥

166 番薯
‧荷香小米蒸番薯

167 香菇
‧香菇燴油菜

168 木耳
‧素燒雙耳

169 海帶
‧胡蘿蔔炒海帶絲

170 聰明吃水果，血糖不飆升
‧能不能吃水果取決於血糖控制
‧水果最好當加餐，兩餐之間吃
‧高糖水果要少吃，避開最甜的部分
‧每天能吃多少水果？
‧能喝果汁嗎？

171 蘋果
‧蘋果玉米雞湯

172 桑椹
‧綠豆桑椹豆漿

173 柚子
‧三絲拌柚塊

174 橘子
‧橘瓣銀耳羹

175 奇異果
‧西芹奇異果汁

176 蛋、奶、其他類，為控糖出力
‧蛋類每週吃多少？要不要去蛋黃？
‧喝牛奶補充優質蛋白質，預防骨質
　疏鬆
‧堅果作點心，補充礦物質

177 雞蛋
‧鮮蝦蒸蛋

178 牛奶
‧南瓜牛奶

179 核桃
‧核桃仁燴大白菜

180 醋
‧醋溜白菜

Chapter 6 運動是最好的降血糖藥：怎樣做安全又有效

182 運動需要注意的事項
- 糖尿病患者的運動「三部曲」
- 運動時要隨身攜帶的三樣東西
- 運動過程中要及時補水
- 糖尿病患者運動後要注意什麼

186 有計畫地進行有氧運動
- 散步：減輕胰臟負擔
- 慢跑：控體重、控血糖
- 快走：燃燒脂肪
- 八段錦：增加熱量消耗防肥胖
- 游泳：提高胰島素作用
- 騎自行車：改善糖代謝
- 乒乓球：控制體重、促進糖代謝
- 羽毛球：改善胰島素敏感性
- 腹肌練習操：調節高的血脂

- 地板游泳操：減少脂肪堆積
- 分腿深蹲：減少內臟脂肪堆積
- 杜鵑式瑜伽：改善疲勞助調養
- 椅子健身法：輕鬆消脂降血糖
- 空中腳踏車運動：燃燒脂肪控體重
- 仰頭、屈肘、轉體運動：活躍全身調血糖
- 睡前枕頭操：平穩血糖促睡眠
- 雙臂舒展：瘦身減肥降血糖

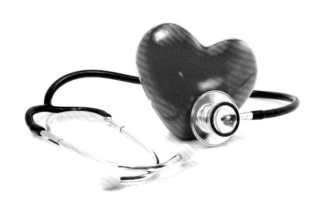

前言

血糖不穩的人注意了！你的生活方式直接決定了你是否會和糖尿病相伴一生。事實證明，糖尿病是可以預防控制的。所以，被糖尿病盯上的人千萬不能疏忽大意，漫不經心。掌握你的血糖值，漂漂亮亮打一場身體保衛戰吧！

已經患有糖尿病的人也不必沮喪，我們可以把這件壞事變成好事。其實，這是身體向你提出警訊，提醒你接下來要好好調整生活習慣，注意飲食，多活動，能站著就別坐著，能走一走就別呆站。長期維持血糖穩定，一樣能擁有高品質的生活。

不管你是年邁、年幼或懷胎十月，還是三十而立、四十不惑，都可以擁有這個遠離或戰勝糖尿病的法寶——「三五」防糖法，從認知、飲食、運動，到心理調適，再到必要適當的用藥，都涵蓋其中。實踐「三五」防糖法，一定能把血糖控制在合理的範圍！

糖尿病是一種終身疾病，患者每天都需透過飲食、運動、監測、藥物等方法來控制血糖，是一種不能單純依賴醫生，而更需要依靠自己的疾病。「三五」防糖法能幫助你學會自我管理糖尿病，發揮自主性，積極配合醫生的治療，最終目的就是控制糖尿病。

其實不只對於糖尿病患者，「三五」防糖法所傳達的健康理念，也是每一位健康的人都應該具備的保健知識，只要做到這些，就能預防大部分的疾病。

謹以本書獻給那些不甘於被病痛奪取幸福生活的人，也衷心祝願所有人都能擁有健康。

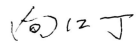

Chapter 1

糖尿病正
潛伏在你我身邊

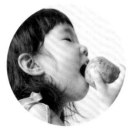 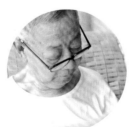 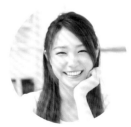

台灣成了「糖尿病之島」

確診人數飆破 230 萬

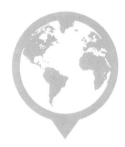

全球有逾 5 億
糖尿病患者

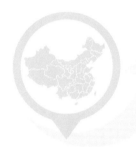

截止到 2021 年，
台灣已有 230 萬糖尿病患確診

根據國際糖尿病聯盟（IDF）最新統計，2021 年全球罹患糖尿病的人口突破 5.37 億，平均每 10 人就有 1 人是糖尿病患者，預估 2030 年將持續成長至 6.43 億，到 2045 年更是高達 7.83 億。

糖尿病不單是複雜的慢性病，也是台灣十大死因之一，可説是國人健康的最大隱憂。根據 2019 台灣糖尿病年鑑指出，台灣的糖尿病患者已經突破 230 萬人，盛行率超過 11%，其中第二型糖尿病就佔了九成，且有年輕化的趨勢，台灣儼然已成為「糖尿病之島」。

糖尿病的發病特點

發病特點
病患多，增長快

糖尿病患者總數突破 230 萬人，成人盛行率約 11%，且增長速度極快，致病因素廣泛流行，但知曉率低。

發病特點
龐大的後備軍

糖尿病「後備軍」是指糖尿病前期患者和高危險群，若不積極防治，很快會邁入「正規軍」的隊伍。

發病特點
以第 2 型糖尿病為主

患病年齡層降低，20 歲以下的糖尿病患者越來越多，連兒童也成為糖尿病受害者。

半數成年人處於糖尿病前期或屬高危險群而不自知

　　血糖不正常但尚未發展到糖尿病的階段，稱為「糖尿病前期」；血糖正常但具有糖尿病高危險因素者，稱為高危險群。

　　處於糖尿病前期的人，患病機率比普通人要高很多，如果不積極管理血糖數值，極易罹患糖尿病。

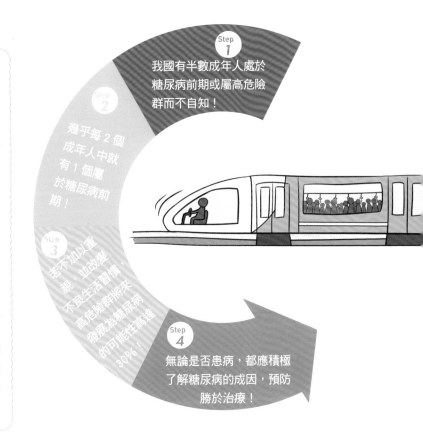

小知識

世界糖尿病日

自 1991 年開始，每年 的 11 月 14 日 被定為世界糖尿病日，2007 年改為聯合國糖尿病日。糖尿病日的確立，是為了讓世界各國加強對糖尿病的宣傳教育、防治和監測，提高對糖尿病的認識，推動國際糖尿病防治事業的開展。每 年 的 糖 尿 病 日 都有 特 定 的 主 題 口號，2021 ～ 2023 年為「可近的糖尿病照護 (access to diabetes care)」。

Step
1
我國有半數成年人處於糖尿病前期或屬高危險群而不自知！

Step
2
幾乎每 2 個成年人中就有 1 個屬於糖尿病前期！

Step
3
若不加以重視，並改變不良生活習慣，高危險群將來發展為糖尿病的可能性高達 30%！

Step
4
無論是否患病，都應積極了解糖尿病的成因，預防勝於治療！

孕期罹患妊娠糖尿病，
產後得糖尿病的風險特別高

近幾年，女性在妊娠期間罹患糖尿病者越來越多，比例已達到 6～7%。這是因為孕婦體內激素發生變化，加上孕期食量增加，體重上升過快，會使胰臟控制血糖的能力降低，給媽媽和寶寶的健康帶來威脅。

妊娠糖尿病分為兩種情況，第一種是原本非糖尿病患者，但在懷孕期間罹患糖尿病；還有一種是懷孕之前即是糖尿病患者，有的已確診接受治療中，有的尚不知自己患有糖尿病。

懷孕之前就患有糖尿病 ◄ **妊娠糖尿病** ► 懷孕之前未患糖尿病，懷孕期間罹患糖尿病

仍患糖尿病 ◄ **生產之後** ► 妊娠糖尿病可能痊癒，也可能繼續。相較於妊娠期沒有糖尿病的人，孕期患有妊娠糖尿病者，日後得糖尿病的機率比較大，因此即使痊癒了，也一定要加以注意。此外，其子女長大後罹患糖尿病的機率也一般人要高。

♡ **特別提示**

孕期一定要特別注意飲食，不是吃得越多越好，也不是越胖越好，要注意控制體重，避免妊娠糖尿病的發生。

媽咪，我不想當「小糖人」！

如果生產後糖尿病並未痊癒，由於糖尿病具有遺傳性，因此一個人得了此病，就會給整個家族帶來糖尿病家族史，增加下一代患病的風險。研究顯示，家庭中若母親患有糖尿病，會比父親患有糖尿病而遺傳給子女的機率更大。母親妊娠期患糖尿病，所生的孩子在青少年時期罹患糖尿病的機率也會偏高。

糖尿病患年輕化,「小胖子」陷糖尿病危機

　　一般印象中,糖尿病好像是成年人、老年人的專利,可是近年來糖尿病正呈現年輕化的趨勢,越來越多的青少年甚至兒童都成為糖尿病的受害者。

　　糖尿病在兒童各階段均可能發病,從新生兒到幾歲、十幾歲的年齡都會發生。

第一型糖尿病和第二型糖尿病中都有孩子的身影

　　在過去,兒童糖尿病患者幾乎都是第一型糖尿病,近年來第二型糖尿病也出現了孩子的身影,並在總發病率上有超過第一型糖尿病的趨勢。

　　第一型糖尿病主要是遺傳因素影響,第二型糖尿病除遺傳因素外,與飲食、運動也有直接關係,其中父母的生活方式對孩子的影響最大,因此預防兒童、青少年糖尿病,父母本身就應該建立健康的生活方式。

　　家長要引導孩子多吃蔬菜、粗糧及穀類食物,限制速食、碳酸飲料、甜點等高糖、高脂肪的食物,多吃高膳食纖維食物。

小胖子的共同愛好

　　如今,小胖子們逐漸搶佔成年第二型糖尿病的地盤,仔細分析後不難發現,現在的孩子從嬰幼兒時期開始,連喝水這件簡單的事情都被汽水、果汁等取代,漢堡、甜點也常被大人當作獎勵而不斷給予;隨著電子產品的發達,孩子們坐著看電視、手機、電腦的時間越來越多,佔據了本該跑跑跳跳的童年生活。這些不健康的飲食與生活方式,導致「小糖人」越來越多,而父母對這些不良習慣的縱容和嬌慣,又把孩子向肥胖推了一把。

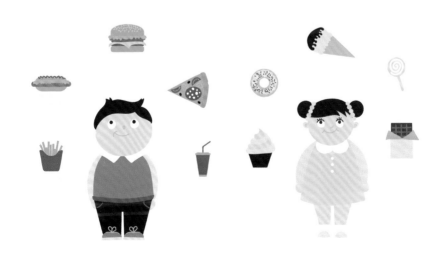

不改變生活方式，每個人都可能得糖尿病

　　不良的生活方式是導致糖尿病的重要因素，吃得太多、活動太少，尤其是精製糖和脂肪的過量攝取，加上吸菸、飲酒、熬夜等不良習慣，導致糖尿病族群日益增加。

　　上述這些不良的生活習慣已成為現代人的通病，若不改變生活方式，每個人都可能面臨罹患糖尿病的風險，需全盤檢討自己的生活模式，是否正落入糖尿病的陷阱而不自知。

這些飲食習慣讓你具備了糖尿病「潛質」

脂肪太多，營養太少
做菜總覺得不夠油就不香，高脂肪食物和加工食品吃得太多，肥胖風險增加，而肥胖正是糖尿病的危險因素。

精白太多，全穀太少
精製白米麵吃得太多，維生素和礦物質攝取不足，直接後果就是肥胖、糖尿病風險升高。

蔬果太少，奶豆不足
攝取的熱量和鹽分太多，蔬果、奶類、豆製品攝取不足，這些原因都大大催生了高血壓、高血脂症等慢性病，而這些慢性病極易引發糖尿病。

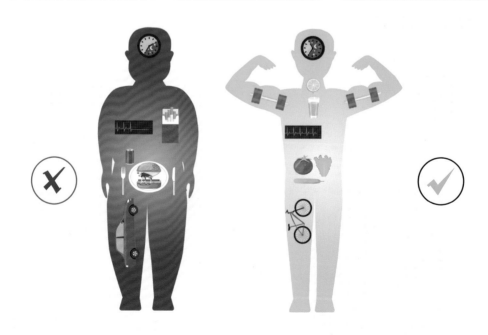

糖尿病終身為伴，
控制不好就會出現併發症

一旦患病就如影隨形

患糖尿病的人數不斷增多，遺憾的是，到目前為止這仍是一種終身疾病，無法徹底根治。所以也提醒病友們，任何宣揚糖尿病能根治的藥方、偏方都是騙人的，不可輕信。

但也無須因此灰心喪氣，只要控制得當，糖尿病患者同樣可以享受美好人生。比如，一些病情較輕的患者，只透過調整飲食、運動、改變不良的生活習慣等，往往不用藥也能將血糖控制在合理的範圍，不影響壽命。但這種控制和治療是終身的，不可有一日鬆懈，更不能半途而廢，為了自己的健康，必須持之以恆。

而對於病情稍重的患者，可以透過飲食、運動、監測、心理調適等方法來控制血糖，並在必要的情況下配合醫生使用藥物，避免導致併發症。

最大的威脅是併發症

糖尿病的發生雖然可怕，卻可以防治，一旦罹患糖尿病則要盡全力控制不得併發症，因為併發症才是糖尿病的真正可怕之處，致殘率和死亡率都很高。

糖尿病所引發的併發症有急性和慢性之分。急性併發症一般來得突然，極易威脅生命；慢性併發症一般不易察覺，如果不注意監測，可導致殘疾或早亡。

控制併發症是每個糖尿病患者都必須要做的，因為它的危害比糖尿病本身嚴重得多。那麼，如何能預防不得併發症呢？請參照本書「五個方法」的章節內容。

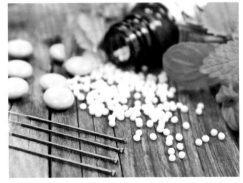

隨著生活方式的改變，糖尿病的發病率越來越高，每個人都應該關注糖尿病，建立起預防糖尿病的健康防線。

糖尿病到底是怎麼回事？

糖尿病的 7 大誘發主因

遺傳因素

糖尿病具有家族遺傳性，一般來說，第二型糖尿病的遺傳性比第一型糖尿病更明顯。注意，遺傳的不是糖尿病本身，而是糖尿病的罹患率。父母均有第二型糖尿病，子女患病的可能性將明顯增加，但並不是必然的。

環境因素

環境因素在糖尿病發病原因素中佔有非常重要的位置。包括：空氣汙染、雜訊、工作壓力等，這些因素誘發基因突變，與嚴重程度和持續時間成正比，突變基因達到一定程度即會引發糖尿病。

肥胖

肥胖是引發糖尿病的重要因素之一，肥胖者體內的脂肪總量增加，而脂肪細胞表面的胰島素受體數目減少，使之對胰島素的敏感性降低，最終引發糖尿病。

運動不足

隨著社會的發展，腦力勞動者越來越多，「勤於思而懶於行」，也給糖尿病提供了可乘之機。

飲食不均衡

現代人的飲食結構多以高熱量、高脂肪為主。而熱量攝取超過消耗量，則造成體內脂肪堆積，致使肥胖和糖尿病的患病人數空前壯大。

不良情緒

人體胰島素分泌的多寡，除了受到內分泌激素和血糖等因素的調節外，還會受自主神經功能的影響。當人處於緊張、焦慮、恐懼或受驚嚇等狀態時，交感神經興奮，會直接抑制胰島素分泌；同時促使腎上腺素分泌增加，也間接抑制胰島素分泌。如果不良情緒長期存在，則可能引起胰腺 β 細胞功能障礙，以致胰島素分泌不足，進而引發糖尿病。

生活不規律

經常應酬、吃飯不定時、連續熬夜等，這些不良的生活習慣都為糖尿病埋下了隱患。

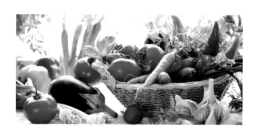

什麼是糖尿病？

由於血糖升高而導致尿中有糖的慢性疾病，肇因於遺傳因素和環境因素的共同作用，分為「第一型糖尿病」和「第二型糖尿病」兩種類型。

第一型糖尿病

與免疫異常有關，發病年齡輕，大多不到 30 歲，吃多、喝多、尿多、消瘦症狀（即所說的「三多一少」）明顯，血糖數值高。

第二型糖尿病

與代謝異常有關，常見於中老年人，肥胖者發病率高，常伴有高血壓、高血脂症、動脈硬化等疾病。

胰島素分泌不足或作用變差

胰島素是人體內唯一的降糖激素，如果胰島素分泌不足或胰島素作用變差（也稱為「胰島素抵抗」），會導致糖代謝紊亂和血糖升高，同時伴隨脂肪、蛋白質，甚至水、鹽、酸鹼代謝紊亂，如果病情控制不佳，可能會導致血管和神經病變。

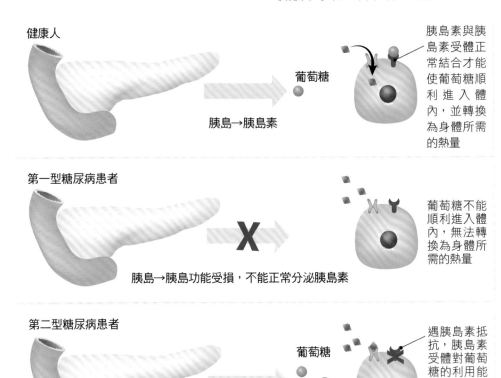

健康人

葡萄糖

胰島→胰島素

胰島素與胰島素受體正常結合才能使葡萄糖順利進入體內，並轉換為身體所需的熱量

第一型糖尿病患者

胰島→胰島功能受損，不能正常分泌胰島素

葡萄糖不能順利進入體內，無法轉換為身體所需的熱量

第二型糖尿病患者

葡萄糖

胰島→胰島素

遇胰島素抵抗，胰島素受體對葡萄糖的利用能力減弱，常伴有胰島素分泌不足

糖尿病的診斷標準

糖尿病的診斷主要是透過判斷血糖升高情況，因此診斷糖尿病的依據必須是靜脈血糖。

除了血糖之外，糖尿病的檢查方式還有尿液常規、血胰島素、血脂、血液黏稠度等，但是只有血糖是唯一靠得住的指標。不驗血糖或糖化血紅蛋白（HbA1c）就診斷糖尿病，是極其錯誤和危險的。

> **小知識**
>
> 糖尿病並不是肥胖者的專利，很多身材纖瘦的人也會罹患糖尿病，且第一型糖尿病的典型症狀之一就是消瘦，因此瘦不意味著不會罹患糖尿病。

血糖（單位：mg/dL）是診斷糖尿病的唯一標準
尿糖（glucose in urine）只是輔助檢測手段

正常血糖	空腹血糖（FBG）< 100
	餐後 2 小時血糖（2BG）< 140
空腹血糖受損	100 ≦空腹血糖 < 126
	餐後 2 小時血糖 < 140
葡萄糖耐受度受損	空腹血糖 < 126
	140 ≦餐後 2 小時血糖 < 200
糖尿病	空腹血糖 ≧ 126
	餐後 2 小時血糖 ≧ 200
	服糖後 2 小時血糖 ≧ 200

大醫生 告訴你

診斷糖尿病，餐後血糖比空腹血糖更重要

糖尿病診斷首先必須檢驗空腹血糖，它能反映自身胰島素分泌情況。這裡的「空腹血糖」是指空腹過夜後隔天早晨的血糖，午飯前及晚飯前血糖僅可稱為「餐前血糖」，並非空腹血糖。

餐後 2 小時血糖也不能省略，因為有的第二型糖尿病患者空腹血糖不高，餐後 2 小時血糖卻很高，如果不檢驗餐後 2 小時血糖就會導致漏診。可以說，單憑空腹血糖不高就排除糖尿病可能性是不正確的。這裡的「餐後 2 小時」是從吃的第一口飯開始算起。

哪些人是糖尿病的高危險群？

有些人雖然目前血糖值正常，但如果不及時進行飲食調理、身體鍛鍊，仍是容易被糖尿病纏身的類型。以下幾類族群需特別重視患病風險。

40 歲以上族群

即使血糖值正常也屬於糖尿病高危險群。

有糖尿病家族史者

糖尿病有遺傳傾向，所以父母、子女患有糖尿病者要格外注意。高血糖者：曾發生血糖過高、尿糖陽性的人。夫妻如果有一方得了糖尿病，另一方也要注意，因為長期相似的飲食和生活習慣，極易導致相同的疾病發生。

懷孕期間曾血糖升高或生下巨嬰的女性

孕期營養過剩，導致體重增加過多、血糖升高，甚至生出巨嬰（出生體重 ≥4000 克），這些女性將來得糖尿病的機率非常高。

出生時體重不足 2500 克的孩子

低體重出生兒（出生體重 < 2500 克）將來得糖尿病的機率比較高。

肥胖者

男性腰圍 ≥90 公分，女性腰圍 ≥80 公分即為肥胖，這類族群比正常體重者患糖尿病的機率要高，要注意控制體重。

代謝綜合症患者

代謝綜合症是高體重、高血糖、高血壓、高血脂、高血黏稠度、高尿酸、高脂肪肝發生率、高尿白蛋白、高胰島素血症這 9 個「高」的統稱，一個人如果同時具備其中的 3 個或 3 個以上，即患有代謝綜合症。代謝綜合症患者即使血糖不高，也有極大的風險罹患糖尿病。

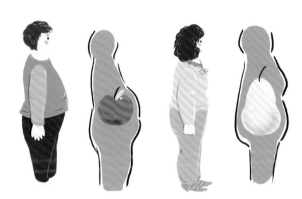

「蘋果型」肥胖，脂肪多囤積在腰腹部，特別容易引起胰島素抵抗相關的疾病，比如糖尿病、高血壓、高三酸甘油脂等。「梨型」肥胖者如不加以控制，也會轉變成「蘋果型」肥胖。

糖尿病有哪幾個類型？

　　根據 1997 年國際糖尿病聯盟和世界衛生組織公布的分類方法，分為以下 4 個類型。

第一型糖尿病

　　· 主要族群：又稱青年發病型糖尿病，常在 35 歲前發病，多見於兒童和青少年。

　　· 症狀特點：患者往往起病急，「三多一少」症狀較明顯，容易發生酮酸中毒（diabetic ketoacidosis，簡稱 DKA），許多患者都以酮酸中毒為首發症狀。

第二型糖尿病

　　· 主要族群：也稱成人發病型糖尿病，多在 35 歲之後發病，以體重超重或肥胖的中老年人居多，佔糖尿病患者的 90% 以上。

　　· 症狀特點：多數起病緩慢，「三多一少」症狀較輕或不典型，早期也可能沒有任何不適症狀，較少出現酮症酸中毒現象。

妊娠糖尿病

　　· 主要族群：該病多發生在有糖尿病家族史、肥胖、高齡的孕婦中。

　　· 症狀特點：隨著分娩結束，多數妊娠糖尿病患者血糖可恢復正常，但仍有近 1/3 的患者在未來的 5 ～ 10 年會發展為永久性糖尿病。

特殊類型糖尿病

　　· 主要族群：包括遺傳性 β 細胞缺陷、胰腺疾病、內分泌疾病以及藥物因素所致的糖尿病。

　　· 症狀特點：針對明確病因的糖尿病，需注意原發病症的診治。

第二型糖尿病分哪幾個階段？

　　發病過程分為 3 個階段，雖不能根治，但如果及早預防，在第一、第二階段採取對策，就可避免進入第三階段。

第一階段：高危險群階段

指目前血糖正常但罹患糖尿病可能性非常大的人。這類族群一定要重點預防，如果沒有及時防治，血糖就會升高至進入糖尿病前期階段。

第二階段：糖尿病前期

出現空腹葡萄糖耐受不良（impaired fasting glycaemia，簡稱 IFG）和葡萄糖耐受度受損（impaired glucose tolerance，簡稱 IGT）兩種情況，但是還沒有達到糖尿病的診斷標準。

第三階段：臨床糖尿病階段

進入糖尿病階段後，病情就只能控制不能根治了，但預防併發症仍然是重要內容。

「三多一少」：糖尿病的典型症狀

以下重點說明糖尿病的典型症狀「三多一少」：吃多、喝多、尿多，體重和體力減少。

吃得多

由於大量尿糖流失，身體機能處於半饑餓狀態，熱量缺乏致使食量增加。同時又因高血糖刺激胰島素分泌，以致患者容易產生饑餓感，食慾亢進，食物攝取量倍增。

尿得多

每晝夜尿量達 3000 ～ 5000 毫升，最高可達 10 公升以上。排尿次數也增多，一兩個小時就可能小便一次，有的患者甚至每天可達三十餘次。血糖越高，尿糖排泄越多，尿量也就越多。

喝得多

由於多尿，體內水分流失過多，發生細胞內脫水，因而刺激神經中樞，出現煩渴多飲的現象，飲水量和飲水次數都增多。排尿越多，飲水也越多。

體重和體力下降

體重和體力下降。對於一個本來比較胖的人來說，體重突然開始明顯下降，雖然還沒達到消瘦的程度，但往往已經罹患糖尿病。

體力下降則是經常感覺疲倦，特別是腿部特別累，甚至爬樓梯都明顯感覺力不從心。

如果吃多、喝多、尿多不是每個患者都會發生，那麼體重和體力下降則是每個糖尿病患者都必然具備的症狀，一定要加以重視。

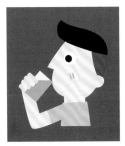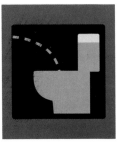

「尿得多」和「喝得多」這兩者的關係為：尿得多導致不得不喝多，而不是喝得多不得不尿，有 2/3 的糖尿病患者有這兩個症狀。

大醫生 告訴你

多尿和頻尿是兩回事

多尿和頻尿要分開：多尿是指尿量大，頻尿則主要指尿次多，比如你本來不會夜尿，現在每晚要起床尿一兩次，又或本來一天尿 10 次，現在每天要尿 12 ～ 14 次。如果尿次多，每次尿量特別少，這是頻尿，屬於泌尿系統疾病，與糖尿病無關。

糖尿病還有哪些徵兆？

　　糖尿病患者不一定都有前文提到的「三多一少」症狀，特別是第二型糖尿病，一般沒有特別明顯的症狀，甚至完全無症狀，需要透過身體檢查或其他相關檢驗才會發現。以下是糖尿病的非典型症狀，有助於確定是否得了糖尿病。

視力下降或視物模糊
糖尿病會損壞眼部毛細血管，引起糖尿病性視網膜病，導致視力下降、視物模糊，甚至失明。

低血糖反應
午飯前或晚飯前饑餓難忍、心悸、出汗，進食後有所好轉。

皮膚搔癢
尤其是女性外陰搔癢。

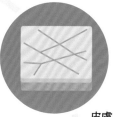

是否得了
糖尿病？

手足麻木
當出現手腳麻木及發抖、手指活動不靈及陣痛感、劇烈的神經炎性腳痛、腰痛、不想走路、夜間小腿抽筋等情況時，應立即去醫院檢查，不得拖延。

易感染
糖尿病可使白細胞的防禦和吞噬能力降低，高糖又有利於致病菌生長，常使皮膚、口腔、肺臟、尿道、陰道等組織器官發生感染。所以，反覆發生感染，並且長時間不癒，治療效果不佳者，應去醫院檢查尿糖和血糖。

口腔症狀
口乾口渴、口腔黏膜瘀點、水腫、灼燒感。

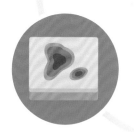
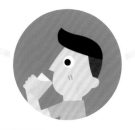
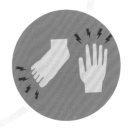

糖尿病有哪些併發症？

腦血管系統病變
腦血管病變主要包括腦動脈硬化、腦出血、腦中風等。

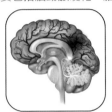

眼部病變
視力下降，嚴重時可
致失明。早期患者多
無明顯自覺症狀，最
好的防治辦法是定期
檢查眼功能。

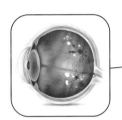

心血管系統病變
糖尿病心血管疾病的
發生率很高，比如高
血壓、冠心病等。

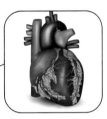

神經系統病變
症狀主要包括感覺障
礙、運動障礙、自主神
經病變、精神障礙等，
60%以上的糖尿病患者
有此病症。

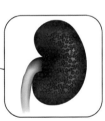

腎臟病變
糖尿病腎臟病變為常見的併發
症，是造成腎衰竭的主要原因。

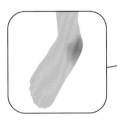

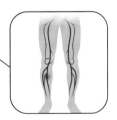

足部病變
糖尿病足是最嚴重且治療費用最高的慢
性併發症之一，表現為足部感覺喪失、
疼痛、潰瘍，嚴重者可致截肢。

外周血管系統病變
表現為下肢血管病變，出現四肢
發冷，行走時四肢脹痛的現象。

哪些行為會讓血糖升高？

　　糖尿病患者的血糖異常不僅表現為整體血糖數值升高，還伴有血糖波動幅度增大。了解並避免這些情況的出現，才能維持血糖的平穩。

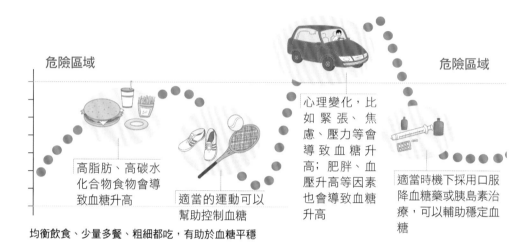

危險區域

危險區域

高脂肪、高碳水化合物食物會導致血糖升高

適當的運動可以幫助控制血糖

心理變化，比如緊張、焦慮、壓力等會導致血糖升高；肥胖、血壓升高等因素也會導致血糖升高

適當時機下採用口服降血糖藥或胰島素治療，可以輔助穩定血糖

均衡飲食、少量多餐、粗細都吃，有助於血糖平穩

　　此外，血糖還受以下因素影響。

　　氣候：寒冷刺激可使腎上腺素分泌增多，肝糖原輸出增加，肌肉對葡萄糖的攝取減少，致使血糖升高，病情加重。

　　炎症：感冒或感染會使血糖升高。

　　應激：外傷、手術、嚴重精神創傷、嘔吐、失眠、生氣、勞累、心肌梗塞等應激情況都可使血糖升高。

　　藥劑量不足：有的患者感覺症狀好轉就自行停藥或減少藥量。

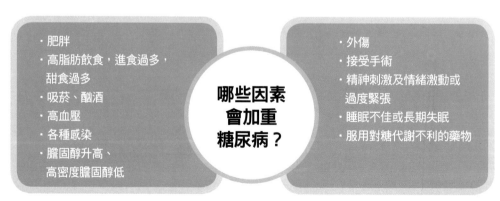

- 肥胖
- 高脂肪飲食，進食過多，甜食過多
- 吸菸、酗酒
- 高血壓
- 各種感染
- 膽固醇升高、高密度膽固醇低

哪些因素會加重糖尿病？

- 外傷
- 接受手術
- 精神刺激及情緒激動或過度緊張
- 睡眠不佳或長期失眠
- 服用對糖代謝不利的藥物

「三五」防糖法有助遠離糖尿病

糖尿病的三級預防

一級預防

一級預防是預防糖尿病的發生。首先健康者必須認識並了解糖尿病，改變不良的生活習慣，均衡飲食、適量運動、戒菸限酒、保持心情愉悅，定期體檢，一旦發現異常，及早施行干預。其次是糖尿病高危險群要重視篩查，以盡早發現徵兆。

二級預防

二級預防是讓已診斷為糖尿病的患者預防併發症，即加強對糖尿病併發症的了解，掌握相關知識，積極開展非藥物治療，自我監測血糖；已經進行胰島素治療的患者，應學會調整胰島素用量。

第二型糖尿病患者須定期進行糖尿病併發症及相關疾病的篩查，了解有無併發症以及因糖尿病引發的疾病或代謝紊亂，如高血壓、高血脂症、心腦血管疾病等，以利及時採取相應的治療措施。

三級預防

三級預防主要針對已經出現併發症的糖尿病患者，目的是治療糖尿病和併發症，防止患者出現殘亡等嚴重情況。透過有效的治療，慢性併發症的發展在早期是可能終止或逆轉的。

❶ **預防失明**：定期進行眼底檢查。

❷ **預防腎衰竭**：嚴格控制血糖和血壓，適當限制蛋白質攝取。

❸ **預防嚴重的周圍神經病變**：使用藥物嚴格、平穩地控制血糖，減輕周圍神經病變的可能。

❹ **預防嚴重的糖尿病足病變**：教導糖尿病患者控制病情和足部的保護。

大醫生 告訴你

糖尿病患者能否結婚或生育？

糖尿病具有遺傳性，那麼糖尿病患者如何面對婚育問題呢？透過良好的血糖控制，糖尿病患者可以跟正常人一樣生活。一般男性糖尿病患者對婚育沒有太特殊的要求，而女性糖尿病患者若想懷孕則宜早不宜晚，因為隨著病程的延長，併發症的機率就越高，晚生風險比較大。同時，一定要在血糖控制得宜的時候再懷孕，且整個妊娠期間都要密切監測血糖，遵醫囑進行飲食、運動、胰島素治療等相應處理，只要做到上述，自然能夠順利生下健康寶寶。

什麼是「三五」防糖法？

糖尿病是一種可預防、可控制的疾病，實踐「三五」防糖法，便可達到很好的效果。

第一個「五」
預防糖尿病的「五個要點」

- 第一要點： 多懂一點
- 第二要點： 少吃一點
- 第三要點： 勤動一點
- 第四要點： 放鬆一點
- 第五要點： 藥用一點

第二個「五」
治療糖尿病的「五個方法」

- 第一方法： 心理建設
- 第二方法： 飲食治療
- 第三方法： 運動治療
- 第四方法： 藥物治療
- 第五方法： 病情監測

第三個「五」
遠離併發症的「五項達標」

- 第一達標： 體重達標，避免肥胖
- 第二達標： 血糖達標，完美控制糖尿病
- 第三達標： 血壓達標，別讓糖尿病遇上高血壓
- 第四達標： 血脂達標，預防大血管病變
- 第五達標： 血黏度達標，讓血管暢通無阻

Chapter 2
第一個「五」
預防糖尿病的五個要點

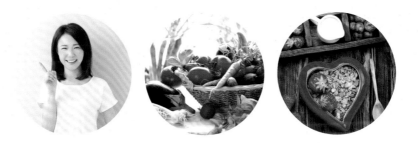

第一要點：多懂一點

多懂一點糖尿病知識

　　了解糖尿病的知識才能做到知己知彼，可以多看有關糖尿病的書籍、報刊、電視節目等，或多聽有關糖尿病的講座和廣播，拓展自己的知識面，增加自己對糖尿病的基本知識和相關防治方法的了解，這些知識對預防和治療糖尿病有著不可忽略的作用。

　　雖然「糖尿病」這個詞大家似乎都非常熟悉，但是關於糖尿病的知識，大部分的人了解得並不透澈，很多時候還會被一些以訛傳訛的資訊所誤導。因此，無論糖尿病患者還是健康的人，都應該對糖尿病有更深入的了解——要想遠離疾病困擾，先從了解它開始，並且要能夠分辨各種資訊的真偽。

認識糖尿病的危害和基本預防方法

　　注意引發糖尿病的各種原因，及時做好預防工作，把危害降到最低，對糖尿病的危害多懂一些，可以做到有備無患。對基本的預防方法胸有成竹，能夠更有意識地建立起預防糖尿病的堅固城牆。

　　預防工作包括飲食、運動和改變不良的生活習慣，例如不吸菸、不酗酒、不熬夜等，均衡飲食、適度運動等，及早開始維護健康，不僅可以預防糖尿病，還能預防很多慢性病。

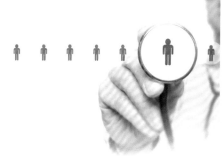

大醫生 告訴你

經常體檢，諮詢醫生

　　每個人的身體狀況都不同，定期體檢可以了解身體狀況，獲取最準確的資料，醫生也會根據體檢結果給予調整建議，這都是有病能及早發現，無病能事先預防的好辦法。

第二要點：少吃一點

減少分量而不減少種類

「三五」防糖法中強調的「少吃一點」，指的是分量少一點，油、鹽少一點，而非飲食種類減少，正好相反，食物種類要越多越好，才能獲得全面的營養。

平衡膳食是一種均衡的、適當的膳食，所提供的各種營養素不僅完整，還能保持膳食供給與人體所需兩者間的平衡，既不過剩也不欠缺，並能照顧到不同年齡、性別、生理狀態及各種特殊情況，這也是糖尿病飲食治療的基礎。糖尿病患者可根據下頁的「均衡膳食金字塔」來安排日常膳食，獲得更完善的營養攝取。

高脂肪、高熱量的飲食只會為身體帶來多餘的脂肪，引發肥胖，而肥胖是糖尿病、高血壓、高血脂症等慢性病的主要誘因。均衡攝取蔬菜、水果、瘦肉、奶等，可以保持健美的體態，也能有效預防各種慢性病。

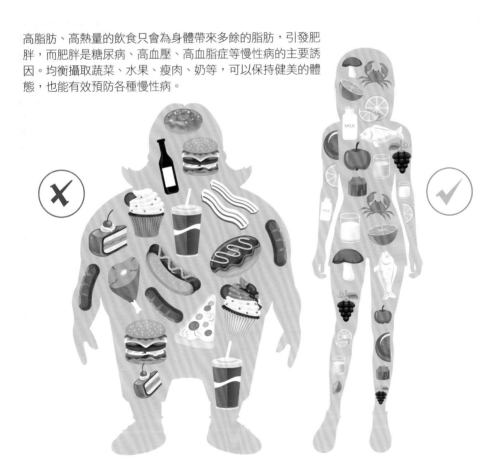

減少熱量攝取

透過飲食攝取的總熱量是影響血糖變化的重要因素，所以必須限制每日從食物中攝取的總熱量。想控制總熱量就要做到控制進食量、少吃肉、多吃蔬菜、適當食用水果。蔬菜體積大、熱量低、膳食纖維含量高，只要不使用過多的油烹調，是控制熱量攝取的絕佳食物。

減少「精白」，多點粗食雜糧

現代人的飲食中，精製白米麵佔主導地位，這些食物進入人體後會迅速引起血糖反應，極易升高血糖，而富含膳食纖維的未精製粗雜糧則有很

強的飽足感，可抑制熱量攝取過多，還能促進脂質代謝，避免肥胖，以及肥胖引起的糖尿病。膳食纖維還能減緩食物在胃腸道消化和吸收的速度，使糖分的吸收維持緩慢而穩定的狀態，胰島素功效因而得到提升，使血糖維持較正常的濃度。

玉米、小米、紫米、燕麥、高粱、蕎麥、麥麩，以及各種豆類，如黃豆、青豆、紅豆、綠豆、黑豆等，保留了穀物外皮，不僅富含膳食纖維，還含有維生素B群、礦物質和植化素（phytochemical）。日常飲食中，粗糧應佔主食總量的1/3，可以有效預防糖尿病等慢性病。

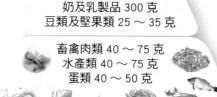

鹽＜6克
油 25～30克

奶及乳製品 300 克
豆類及堅果類 25～35 克

畜禽肉類 40～75 克
水產類 40～75 克
蛋類 40～50 克

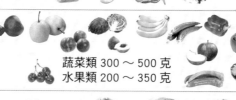

蔬菜類 300～500 克
水果類 200～350 克

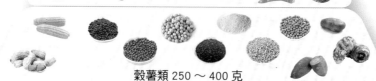

穀薯類 250～400 克

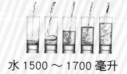

水 1500～1700 毫升

少吃高脂肪食物，選擇低脂、高優質蛋白質食物

減少動物性脂肪的攝取，如豬油、奶油、肥肉等。這類食物的飽和脂肪酸含量過多，容易促進膽固醇吸收及肝臟膽固醇的合成，使血清膽固醇升高，同時也會使三酸甘油脂升高，加速血液凝固的作用，促進血栓形成。

選擇肉類時，雞肉、鴨肉、魚蝦類統稱為「白肉」，白肉比豬肉、牛肉等紅肉的脂肪含量低，不飽和脂肪酸含量較高，這意味著吃同樣 75 克的肉，吃魚、雞可以攝取較少的飽和脂肪，更適合高血脂症、高血壓、糖尿病、脂肪肝等患者食用。

少放油

根據營養師建議，每人每天攝取的烹調用油量以 25 ～ 30 克為限。過量攝取烹調油是造成脂肪攝取過多的主要原因。而對於糖尿病患者及其高危險群，每人每天烹調油攝取量應該控制在 25 克以內。

少用油的妙招

❶ 改變烹調方法，多採用涼拌、蒸、燉、炒、微波等少油量的烹飪方法，盡量避免採用煎、炸。
❷ 改變過去做菜多放油的不良烹調習慣；主食以清淡為主，少吃油條、油餅、炒飯、炒麵等。

少吃鹽

食鹽是引起高血壓的主要飲食因素，而高血壓又與糖尿病和動脈硬化等心血管疾病關係匪淺，中式飲食以鹹食較多，所以限鹽是邁向健康的關鍵之一。營養師建議，成年人每天食鹽攝取量應控制在 6 克以內。其中不只包含鹽，還包括醬油、味精、味噌、鹹菜、酸菜、燻製類食物等所含的隱形鹽分。

少吃鹽的竅門

最後放鹽：做任何菜都最後放鹽，如此鹽會留於菜餚表面，尚未還滲入食物內部，嚐起來鹹度夠，又可以減少放鹽。

不喝湯底：湯類、燉煮類的食物，鹽等調味料往往聚集於湯底，最好別喝，以免攝取過多鹽分。

> **大醫生 告訴你**
>
> ### 主食要粗細結合
>
> 平時在煮米飯或粥的時候，可以加點豆類，例如紅豆、綠豆、芸豆、豌豆、蠶豆，還可以加入粗糧，例如糙米、大麥、碎玉米、燕麥等，如此一來，熱量會比白米飯、白粥少得多，還能增加飽足感。愛吃麵食的人，可在精製白麵粉中加些玉米粉、黃豆粉、蕎麥粉等。

少用精製糖

營養師提醒民眾務必控制糖的攝取。精製糖相對於水果等食物中的天然糖，是指額外添加到食品和飲料中的單糖（如葡萄糖、果糖）和雙糖（如蔗糖）。主要存在於甜飲料、甜點等中，冰糖、白糖、紅糖都屬蔗糖。

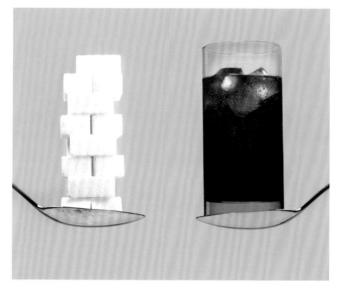

飲用過量甜飲料等於變相吃進大量的糖，不只糖尿病患者要警戒，一般人也要有所警覺。

怎樣減少精製糖的攝取

❶ 盡量不喝甜飲料，包括碳酸飲料、市售果汁等。

❷ 製作甜品時可採取減少糖量或用天然果乾替代精製糖的方法來調整口味，並且限制食用量。

❸ 烹調時也要少加糖，如果喜歡用糖調味，需控制用量。

❹ 在選購包裝食品時，要先看看營養成分標示，盡量選擇無糖食品。

每餐少吃點，七八分飽就好

為避免熱量攝取過多，每餐吃到七八分飽即可，如果餐餐飽食，體內過多熱量無法消耗，以肝醣（glycogen）的形式累積在肝臟內，轉化為脂肪使人發胖，而肥胖是冠心病、動脈硬化、糖尿病等眾多慢性病的發病原因。

那麼七八分飽該如何控制呢？首先要細嚼慢嚥，可使食物進入腸胃的速度變慢，讓大腦及時發出吃飽的信號，如果進食過快，當大腦發出停止進食的信號時，往往已經吃得過飽了，容易導致熱量攝取過度，引發肥胖。

此外，每頓飯吃到最後，感覺吃不吃都行的時候，就應該放下碗筷、離開餐桌，如果吃到自己都感覺很飽，就代表已經吃過量了。

第三要點：勤動一點

吃動平衡，避免肥胖

人體的熱量消耗包括基礎代謝、運動、食物熱效應（thermic effect of food，簡稱 TEF，又譯攝食生熱效應），以及生長發育的需要。熱量代謝的完美狀態就是攝取與消耗平衡。熱量攝取與消耗平衡，能使身體保持健康，熱量過剩會導致肥胖、糖尿病、高血壓、高脂血症等慢性病，熱量不足則會影響正常的生長發育。

控制體重

想要達到熱量代謝平衡，就要調整「吃」的量和「動」的量如此才能避免肥胖及肥胖所引起的糖尿病等慢性病發生。

預防糖尿病

適當的運動還可以提高新陳代謝率，增加胰島素受體數目，提高胰島素的敏感性，改善內分泌系統的調節，進而預防糖尿病的發生。

人人都要運動，多運動多獲益

各年齡層的人都應該天天運動、保持熱量代謝平衡，同時均衡飲食，維持適當體重。減少久坐，每隔 1 小時要起身動一動，積極從事日常活動和運動，每週進行 5 天中等強度的身體活動，累計 150 分鐘以上，最好每天走 6000 步。

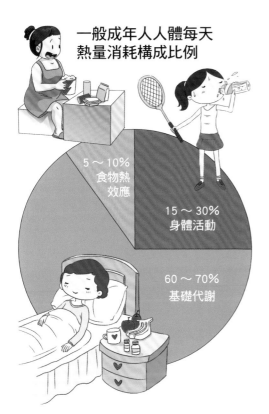

一般成年人人體每天熱量消耗構成比例

5 ～ 10% 食物熱效應

15 ～ 30% 身體活動

60 ～ 70% 基礎代謝

運動的其他健康益處

① 增強心肺功能。
② 提高骨密度、預防骨質疏鬆。
③ 保持或增加肌肉，減少體內脂肪堆積。
④ 降低血脂、血壓。
⑤ 調節心理平衡，減少壓力，緩解焦慮、緊張，改善睡眠。

有氧運動為首選，控體重、防三高

　　有氧代謝運動的特點是低至中等強度、有節奏、不間斷和持續時間較長。一般來說，對技巧要求不高，方便易行，容易持續，在控制體重與預防糖尿病、高脂血症、高血壓等方面有顯著的效果。

　　常見的有氧運動有散步、快走、慢跑、騎自行車、游泳、打太極拳等。如果平時體力勞動較少，運動時就要注意循序漸進，由少到多，如每天進行 15 ～ 20 分鐘的活動，逐漸增加強度和延長運動時間。

體力活動的強度分級

小強度	中強度	高強度
慢走 站著做家務、熨燙衣服、做飯 打桌球 拉小提琴、打鼓	中速走、健步走 家務活動：擦玻璃、洗車、擦地、割草等 休閒運動：例如打羽毛球、慢騎自行車、打高爾夫、游泳、打乒乓球	跑步 籃球比賽 快速騎自行車 足球比賽 快速游泳 重體力勞動

肥胖的人，每週 2 ～ 3 次重量訓練

　　對於肥胖者來說，可以在有氧運動的基礎上，適當配合一些無氧運動——重量訓量，如腹肌鍛鍊、伏地挺身、手掌推壓及利用啞鈴進行的運動等，能夠幫助肥胖患者消耗多餘的脂肪，有很好的減肥效果。

隨時隨地做柔軟操

　　訓練柔軟度的活動包括頸、肩、踝、腕等關節的屈伸和伸展，以及四肢的拉伸，太極拳、瑜伽都屬於很好的柔軟度練習。這些運動可以每天進行，也能作為有氧運動前的熱身。

每天 6000 步，最好的有氧運動

有相關研究指出成年人每天應活動 6000 步，當然也包括相當於 6000 步所消耗的熱量等其他運動形式。長期規律性的運動可防止脂肪堆積，避免肥胖，強健血管，預防糖尿病等諸多慢性病。

人每天的體力活動其實包括兩部分：一部分是工作、外出行程、家務勞動等；另一部分是體育鍛鍊，例如慢跑、打乒乓球、游泳、打太極拳等。一般來說，活動強度越大、持續時間越長，熱量的消耗越大。

每天 6000 步也可以分次輕鬆進行

以輕體力勞動的成年人為例，每天的基礎活動、日常家務等所消耗的平均熱量在 15 ～ 30%（300 ～ 700 大卡），相當於 2000 步（消耗熱量為 80 大卡），除此之外，還需要相當於 6000 步的運動消耗。每日活動量＝基礎活動（相當於 2000 步）+6000 步的主動活動。

6000 步的目標可以一次完成，也可以分 2 ～ 3 次完成，例如早上起床後走 2000 步，午飯後走 2000 步，晚飯後再走 2000 步。

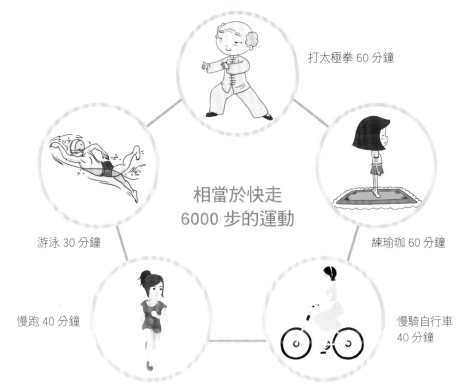

打太極拳 60 分鐘

練瑜珈 60 分鐘

慢騎自行車 40 分鐘

慢跑 40 分鐘

游泳 30 分鐘

相當於快走 6000 步的運動

將運動融入生活中

　　培養運動習慣，有計畫地安排運動，尋找自己感興趣的運動方式，持之以恆的鍛鍊。運動是隨時隨地可以進行的，要把運動融入日常生活和工作中。

上下班的路上是鍛鍊的好時機

　　盡量選擇步行、騎車、爬樓梯等方式，乘坐公車上下班的人可以提前一兩站下車走走路。開車族也要每週安排一兩次不開車，增加運動量。

能站著就不要坐著

　　對於辦公室內勤等久坐族群，也要培養自主活動的意識，每小時起身動一動，伸懶腰、甩甩手、活動一下筋骨。

多做微運動

　　忙裡偷閒做一些微運動。這些隨時都能做的簡單動作既省時有省力，能夠以最短的時間、最簡便的方法鍛鍊身體。甩甩手、跺跺腳，打電話的時候轉轉脖子、聳聳肩、抬抬腿、單腳站立一會兒……這些看似不起眼的小舉動，都能達到強壯身體的目的。

家務勞動

　　家務勞動，例如擦地板、擦玻璃、烹飪、洗衣服、整理房間等，都能增加熱量消耗。但是這種家務勞動的熱量消耗不多，無法達到減重目的，因此肥胖者或以減重為目的的人，不能以家務勞動代替正常的運動。

常見家務勞動的熱量消耗

家務活動	熱量消耗（大卡／分鐘）
擦地	4.14
手洗衣服	3.17
擦玻璃	3.15
洗車	3.15
做飯	2.6
站著熨燙衣服	2.4
看書、看報	1.4
看電視、聽音樂	1.05

一週運動方案

　　身體活動量是決定健康的關鍵，應該將運動當作日常生活的一部分，持之以恆才能有明顯的效果。每週至少 5 天以上進行中等強度的有氧運動，每次持續時間不少於 15 分鐘，每週累計 150 分鐘以上。

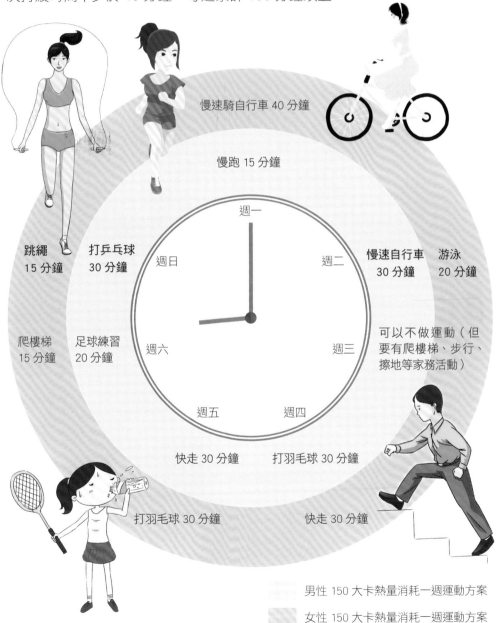

慢速騎自行車 40 分鐘

慢跑 15 分鐘

週一

週日　　　　　　週二

跳繩　　打乒乓球　　　　　　　　　　慢速自行車　游泳
15 分鐘　30 分鐘　　　　　　　　　　30 分鐘　　20 分鐘

可以不做運動（但要有爬樓梯、步行、擦地等家務活動）

爬樓梯　足球練習
15 分鐘　20 分鐘

週六　　　　　　週三

週五　　週四

快走 30 分鐘　　打羽毛球 30 分鐘

打羽毛球 30 分鐘　　快走 30 分鐘

　男性 150 大卡熱量消耗一週運動方案
　女性 150 大卡熱量消耗一週運動方案

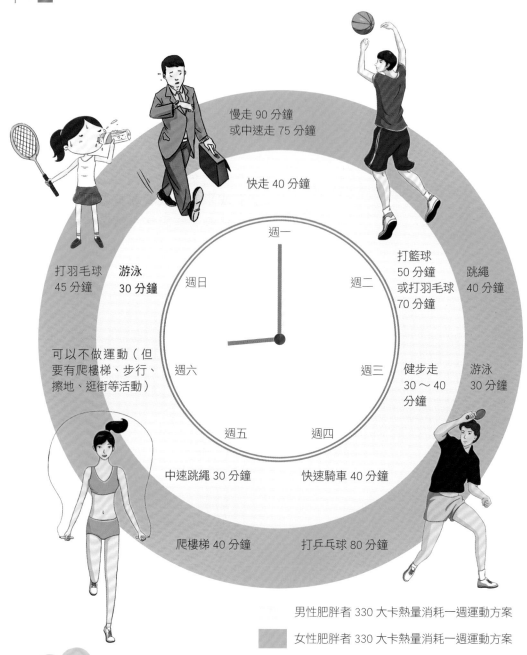

慢走 90 分鐘
或中速走 75 分鐘

快走 40 分鐘

週一

週日　　　　　週二

打籃球
50 分鐘
或打羽毛球
70 分鐘

跳繩
40 分鐘

打羽毛球
45 分鐘

游泳
30 分鐘

週六　　　　　週三

健步走
30 ～ 40
分鐘

游泳
30 分鐘

可以不做運動（但
要有爬樓梯、步行、
擦地、逛街等活動）

週五　　　週四

中速跳繩 30 分鐘

快速騎車 40 分鐘

爬樓梯 40 分鐘

打乒乓球 80 分鐘

男性肥胖者 330 大卡熱量消耗一週運動方案

女性肥胖者 330 大卡熱量消耗一週運動方案

大醫生 告訴你

一天的運動量可分多次完成

　　如果沒有完整的一段時間集中運動，那麼可以利用零散的時間進行，例如每天需要快走 30 分鐘，那就早上走 15 分鐘，晚上再走 15 分鐘。充分利用零散時間，上下班路上、工作間隙、家中，都可以創造機會進行運動消耗熱量。

第四要點：放鬆一點

保持平常心，不得糖尿病

精神因素在糖尿病的發生與發展中有著重要的影響，人如果經常處於緊張、焦慮、壓力的情緒中，會使交感神經過度緊張，兒茶酚胺及其他升血糖的激素分泌就會增加，進而使血糖升高，誘發糖尿病。因此，要想遠離糖尿病，必須保持開朗、豁達、樂觀的生活態度。

擺脫緊張焦慮的束縛

克服緊張情緒能提高身體免疫力，降低心血管和其他慢性病的發病率。想要掙脫緊張的束縛，以下有幾種放鬆的方法可供選擇，從中選出最適合自己的方式吧！

經常微笑

人在笑的時候，大腦處在一種興奮的狀態，全身肌肉會隨之放鬆，也能夠讓我們暫時忘記煩惱和壓力。

深呼吸

舒服地坐下或平躺，把手放在腹部，緩慢地深深吸氣，彷彿整個腹腔是一個被吹氣鼓脹的氣球，保持幾秒鐘慢慢呼氣。重複吸氣和呼氣的步驟。

冥想

像瑜伽課程最後的放鬆一樣，透過暗示使身體得到放鬆。舒服地坐下或平躺，衣著要寬鬆，閉上雙眼，試著清空思緒。然後將思想集中在手臂上，反覆對自己說「我的手臂很熱、很沉」，直到你真的覺得它們很熱、很沉。以同樣的方式去想像身體的其他部位（臉部、頸部、手、胸、腹部、背、腿和腳），直到全身得到放鬆。

想像

借助想像的翅膀，任由思緒飛到一個愉快、安全的地方，身體也因此得到了放鬆。舒服地坐下或躺下，構思一幅平靜、安寧的美景，如高山流水，感受溫暖和放鬆。

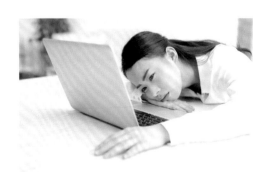

煩躁、緊張、壓力大等會加重胰島素抵抗，導致糖尿病的發生。無論在家庭還是職場中，都要保持一顆平常心來面對。

如何早期發現糖尿病

沒有症狀時，主動做體檢，做到「人找病」

糖尿病的一大可怕之處就是「難以觀察」，相較之下，不像其他疾病有明顯的徵兆，如果人們對它缺少認識，甚至一無所知，就更容易忽略它的存在，往往是任其發展到了一定階段才感到不適，而這個時候可能已經從糖尿病「後備軍」加入了「正規軍」的行列，甚至發展到了病情難以控制的階段。

糖尿病的潛伏期可長達 7 ～ 10 年

不是所有的糖尿病患者都有明顯徵兆，換言之，沒有糖尿病症狀的人不見得就沒有糖尿病。有研究發現，糖尿病的潛伏期可長達 7 ～ 10 年，很多糖尿病患者在確診之前已經罹患糖尿病多年了。因此，對於糖尿病的治療，做到及早發現、及時控制非常重要的。

主動「找病」

事實證明，越是認為自己不會得糖尿病的人，越容易患病，因為對此漫不經心而不採取任何的預防措施，生活習慣不調整，飲食運動不加以改變，反而更容易罹患此病。而一旦得了糖尿病，就會給家族帶來糖尿病家族史。

那些有家族遺傳史的人，往往預防意識較強，會刻意吃得少一些，鍛鍊多一些，身體狀態保持好一點，就可能避免此病或延緩發病。

因此，要想及早發現糖尿病的蛛絲馬跡，平時應定期參加常規檢查，最好一年一次，體檢結果如有疑問立即去醫院檢查。主動體檢是一種很好的防治辦法，能夠在發病初期或其併發症還不嚴重時做出診斷，及早診治。

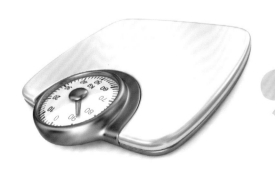

大醫生 告訴你

哪些族群更要主動篩查糖尿病

· 糖尿病家族史者 · 肥胖者 · 高血壓患者
· 高血脂症患者 · 老年人

出現症狀時，絕不輕忽大意

要想診斷糖尿病並不是一件難事，難就難在人們是否意識到自己有罹患糖尿病的風險，或想到自己可能已經患了糖尿病。因此，一旦發現任何疾病徵兆，千萬不可視而不見，務必第一時間確診或排除。而這就需要平時加強對糖尿病的理解和認識，不要在已經出現症狀時還不自知，耽誤病情。

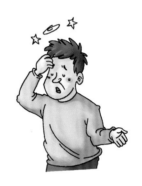

視力減退，看東西不清楚，近處看不清，遠處也看不清，看一會兒眼睛就累，其實這就是血糖波動造成的。

這些症狀來找你時，應該到醫院做血糖檢查，以免耽誤病情

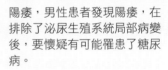

陽痿，男性患者發現陽痿，在排除了泌尿生殖系統局部病變後，要懷疑有可能罹患了糖尿病。

皮膚容易感染，一旦損傷後難以癒合。

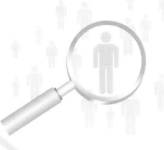

前文介紹過糖尿病具有「三多一少」的典型症狀（尿多、喝多、吃多、體重減輕），一般典型症狀的出現就意味著病程長、病情較重了，尤其第二型糖尿病更是如此。

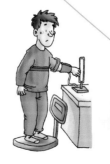

飲食正常、無任何不適，卻持續消瘦。

篩檢糖尿病需要做哪些檢查？

糖尿病的檢查方式有很多，但診斷糖尿病的依據只有血糖。當懷疑自己有糖尿病傾向時，可以透過以下檢查予以排除。

血糖測定——診斷糖尿病的必備檢查

血糖是診斷糖尿病的唯一標準，檢測血糖一般有三個途徑：隨機血糖測試、空腹血糖測試、糖耐量試驗。其中最常用的是糖耐量試驗（OGTT）。

75 克糖耐量試驗的步驟

空腹 10 ～ 16 小時（禁食，可飲水）　▶　空腹抽血　▶　將 75 克口服葡萄糖粉溶於 300ml 的溫水中，5 分鐘內喝下

喝糖水後 2 小時抽血　◀　喝糖水後 1 小時抽血　◀　喝糖水後 30 分鐘抽血　◀

必要時可在喝糖水後 3 小時再抽一次血

糖尿病：當靜脈空腹血糖 ≥126 毫克 / 分升或服糖後 2 小時血糖 ≥200 毫克 / 分升

空腹葡萄糖耐受度受損：110 毫克 / 分升 ≤ 靜脈空腹血糖 < 126 毫克 / 分升，服糖後 2 小時血糖 < 140 毫克 / 分升

葡萄糖耐受度受損：靜脈空腹血糖 < 126 毫克 / 分升，服糖後 2 小時血糖在 140 ～ 200 毫克 / 分升

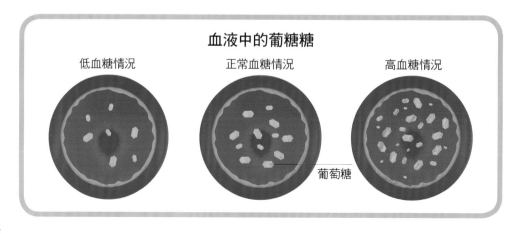

血液中的葡糖糖

低血糖情況　　　正常血糖情況　　　高血糖情況

葡萄糖

空腹葡萄糖耐受度受損 & 葡萄糖耐受度受損

　　空腹葡萄糖耐受度受損和葡萄糖耐受度受損總稱「空腹血糖障礙」，是朝糖尿病過渡的階段。這樣的人現在還不是罹患糖尿病，但將來發生第二型糖尿病的危險性非常高，可以説是糖尿病的後備軍，所以必須開始注意生活方式，必要時可進行藥物干預，以避免或推遲糖尿病的到來。

尿糖：初步篩查血糖值

　　尿糖主要是檢查尿液中的葡萄糖含量。健康人的尿糖很低，甚至可以認為「沒有糖」，只有當人體血糖超過 160 ～ 180 毫克 / 分升時，尿中才會檢測出尿糖。尿糖陽性是診斷糖尿病的重要線索，但不能作為依據，只是初步篩檢糖尿病的簡單方法。

診斷為糖尿病後，還需要做什麼檢查

　　上述的篩檢方式雖然可以確定是否達到糖尿病的指標，但還需要做進一步的檢查以了解病情的輕重程度。因此胰島素釋放試驗、C- 胜肽釋放試驗、胰島素受體結合率等也是必要的檢查項目，可以確診是第一型糖尿病還是第二型、病情穩定與否，以及病情的輕重程度，這對治療和預防有著重要的指導作用。

　　需要特別指出的是：葡萄糖耐受度試驗、胰島素釋放試驗、C- 胜肽（C-peptide）釋放試驗一定要同時做，以便診斷對照觀察，確切了解病情，避免誤診、誤治。

血糖的高低決定尿糖的有無

血糖範圍	尿糖情況
血糖在 180 ～ 200 毫克 / 分升	尿糖應為 ±
血糖在 200 ～ 250 毫克 / 分升	尿糖應為 +
血糖在 250 ～ 301 毫克 / 分升	尿糖應為 ++
血糖在 301 ～ 349 毫克 / 分升	尿糖應為 +++
血糖高於 349 毫克 / 分升	尿糖應為 ++++

大醫生 告訴你

口服葡萄糖耐受試驗（OGTT）試驗的注意事項

❶ 早上空腹進行，禁食。
❷ 檢查前三天正常飲食，因為血糖值會受飲食影響，只有不刻意控制飲食才能反映真實情況。

第一方法：心理建設

正確看待糖尿病，患病不驚慌

剛確診的患者往往會出現兩種情況：一種是無所謂，不重視，卻不知疾病並不會因為你的不在意而放緩步伐，若不及時採取治療措施反而會加重病情；第二種則是過度緊張，產生恐懼、焦慮、懷疑、抗拒的心理，結果導致血壓、血糖都控制不好。

心理治療對於糖尿病的控制至關重要，面對糖尿病的正確態度應該是「戰術上重視，戰略上藐視」，事實也證明，經過積極治療，糖尿病患者的壽命可與一般人無異。因此，既然患了糖尿病，請冷靜地接受事實，沮喪於事無補，應該積極行動與之作戰。

建立戰勝疾病的信心

糖尿病患者要多了解有關糖尿病的知識，相信自己一定能透過適當的控制和治療來穩定病，有了這樣的心理暗示，人會不由自主變得樂觀、開朗，更有勇氣和信心，而這種必勝的信念也對疾病的治療產生積極的效果。

治療糖尿病要依靠醫生，更要依靠自己

大部分的患者都很依賴醫生，由醫生來主導治療，不過，治療糖尿病的主動權卻掌握在自己的手裡。因為糖尿病屬於一種生活習慣病，控制病情要從改善生活方式開始，而如何管住嘴、邁開腿，能否按醫囑定時定量服用藥物、積極配合監控病情等各種指令，都取決於自己。所以，患者本身的態度一定要積極，自主自發才是治療成功的關鍵。

大醫生 告訴你

糖尿病患者的抑鬱反應有哪些？

有下述反應時一定要加以重視，積極治療。
1. 對生活喪失興趣，沒有愉快感。
2. 精力明顯減退，持續疲乏。
3. 提不起精神，運動時動作遲緩顢頇。
4. 自我評價過低。
5. 失眠或嗜睡。
6. 食慾嚴重缺乏。
7. 性慾明顯減退。
8. 有尋死的念頭或自殘行為。

全方位了解糖尿病及治療方法

　　知己知彼百戰不殆，在戰勝敵人之前先要了解敵人，此一法則同樣適用於糖尿病。如果不了解糖尿病的相關知識，難免會擔憂、焦慮、信心不足，輕忽了醫囑，反而影響病情的控制。所以，患者一定要學習有關糖尿病的防治知識，建立戰勝疾病的信心和勇氣。

　　學習方式各式各樣，管道也很多元，如參加專題講座，與專科醫生交流，以及透過廣播、電視、網路、報紙、雜誌、健康類書籍等途徑來獲得相關知識，也可以在專家的指導下與病友進行交流，汲取他人對抗糖尿病的成功經驗。

積極控制血糖，
不得併發症

　　嚴格控制血糖是糖尿病治療的首要目標，最終目的是不得併發症。糖尿病的治療越早開始越有效果，不要白白錯過治療的最佳時機。

　　飲食療法是一切治療的基礎，不論患病類型、病情輕重、是否用藥等，任何一位糖尿病患者都需要終身進行飲食療法。同時需要結合個人的實際情況採取適當的運動治療。對於一些中、輕度的患者可以透過結合飲食和運動結合，使血糖控制在合理範圍內。除此之外，根據病情程度，遵照醫囑合理用藥也是控制併發症的必要措施。

大醫生 告訴你

控制血糖的同時還要做到幾件事

　　通常第二型糖尿病患者除了血糖高以外，也存在高血壓、高脂血症、肥胖等症，這都是心血管疾病的危險因素，必須同時予以糾正才能防止心腦血管疾病的發生。因此，在控制高血糖的同時，還需要進行降血壓治療、避免血脂異常、進行抗凝治療、改善胰臟功能、控制體重等。糖尿病患者要對此有清楚地認識，以利控制病情。

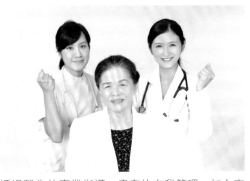

透過醫生的專業指導、患者的自我管理，加上家人的照顧與支援，糖尿病是可以被戰勝的。

飲食總原則：全面、均衡、適量

得了糖尿病就這也不能吃那也不能吃嗎？其實正好相反，應該要什麼都要吃一點，但要把握好分量，即全面、均衡、適量。

全面

全面就是指多樣化，沒有哪一種天然食物能包含人體所需的全部營養。因此要攝取多種食物，如五穀根莖類、肉、蛋、奶、豆類及其製品、蔬菜、水果、堅果等，每天都要盡可能多樣化攝取。同類食物之間也要經常互換，如米、麵可以經常交替食用；肉類中的豬、牛、羊、雞、魚等也要經常適度地替換食用，確保各種營養素都能均衡攝取。飲食單一會造成營養失調，加重糖尿病病情或引發併發症。

均衡

飲食均衡要求每天吃的各種食物比例適當，盡量接近人體的需求，而不能只控制主食，對於肉食、零食等卻完全不加控制。平時應該控制脂肪的攝取量，包括食用油和肉類，增加未精製的粗糧，多吃蔬菜，適度食用水果。

大醫生 告訴你

記錄自己能吃什麼，不能吃什麼

對於相同的食物，每個人的血糖反應也會有區別，例如牛肉，有的人吃了升糖情況明顯，有的人則不明顯，這就需要患者平時注意記錄，自我監測不同食物對血糖的影響，並據此選擇適合自己的食物。

適量

每天攝取的食物量要和人體每天的消耗量相平衡，絕對不可暴飲暴食。只要把握「適量」的原則，患者會發現自己可吃的東西越來越多，而不像過去所認為的這不能吃那不能吃，由此也會發現飲食多出很多樂趣。

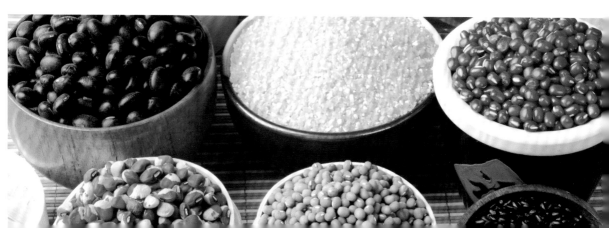

總熱量控制在多少才能達到理想體重

控制總熱量是糖尿病患者飲食的核心內容，目的就是控制體重。那麼如何計算自己所需的總熱量？怎麼根據總熱量來安排飲食呢？

1

確認自己的標準體重應該是多少

首先，按以下的公式算出自己的標準體重。標準體重計算公式：

標準體重（公斤）= 身高（公分）-105

2

根據自己的體重計算出自己的體重指數

然後，根據下方的公式算出自己的體重指數。

體重指數（BMI）公式：BMI= 現有體重（公斤）÷〔身高的平方（公尺²）〕，得出以上的指數後，可以對照下表來判斷自己到底是胖還是瘦。

一般成年人體重指數標準

消瘦	正常	超重	肥胖
<18.5	18.5～23.9	24～26.9	≥27

3

判斷勞動強度

算出體重指數後，還要對照自己的勞動強度，再由此確定自己需要的熱量標準。勞動強度一般分為以下五種情況：

勞動強度級別	分級參考標準
極輕體力勞動	以坐著為主的工作，如會計、秘書等辦公室工作
輕體力勞動	以站著或少量走動為主的工作，如教師、售貨員等
中等體力勞動	如學生的日常活動等
重體力勞動	如體育運動、非機械化農業勞動等
極重體力勞動	如非機械化的裝卸、伐木、採礦、砸石等

如何確定每天吃多少主食

　　要計算主食量，必須先計算糖尿病患者每天應該攝取多少碳水化合物。碳水化合物提供熱量的比例一般為 55 ～ 65%。

　　例如，王先生每天需攝取 1600 大卡的熱量，我們設定碳水化合物提供熱量的比例為 56%，即（1600×60%）=960 大卡的熱量由碳水化合物提供。又因為 1 克碳水化合物提供熱量 4 大卡，所以此人每天宜攝取碳水化合物 240 克（960÷4）。

　　除了主食，奶類、水果及其製品也能提供一些碳水化合物，蔬菜及肉蛋類、魚蝦類、大豆等高蛋白食物能提供少量的碳水化合物，可以忽略不計。為簡便起見，每天奶類、水果、蔬菜等中的碳水化合物總量均按 50 克估算。

　　本例（總 1600 大卡）中，王先生每天應透過主食提供碳水化合物 190 克（240-50=190）。用每天應該由主食提供的碳水化合物除以主食中碳水化合物的含量（百分比），即為全天主食攝取量。本例假設 190 克碳水化合物全由穀類提供，穀類中碳水化合物含量多為 75%（乾重），則王先生每天應攝取穀類約 250 克（190÷75% =253），此為穀類生重。

主食分餐

　　將上述每天主食按照一定比例分別配置在一天三餐中，如按早、午、晚三餐各佔 1/3 的比例，則三餐分別攝取 83 克主食即可。

　　主食的選擇要粗細搭配，並且多選擇升糖指數低的種類。確保每天攝取粗糧的數量，有助於穩定飯後血糖。如果今天全吃粗糧，明天全吃精糧，由於升糖指數不同，同樣會導致飯後血糖不穩定，對減輕胰臟負擔和糖尿病治療無益。

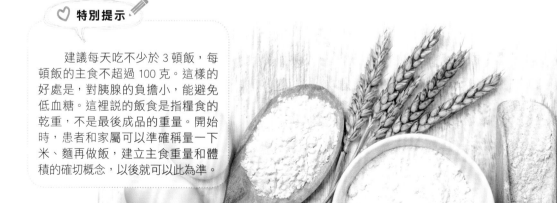

♡ **特別提示**

　　建議每天吃不少於 3 頓飯，每頓飯的主食不超過 100 克。這樣的好處是，對胰腺的負擔小，能避免低血糖。這裡說的飯食是指糧食的乾重，不是最後成品的重量。開始時，患者和家屬可以準確稱量一下米、麵再做飯，建立主食重量和體積的確切概念，以後就可以此為準。

糖尿病患者比較適合少量多餐，可以避免飲食分量超過胰臟的負擔使血糖猛然升高，而當血糖下降時，由於已吃了食物則可避免低血糖反應。每天可吃 5～6 餐，也就是在三次正餐之間另添 2～3 次加餐。

加餐時間要相對固定

少量多餐不是隨意進食，加餐也不是想吃就吃，沒有規律的飲食習慣會對腸胃造成不良影響。因此，加餐後各餐次的時間最好相對固定。加餐需建立在一日三餐的基礎上，採用「3+2」的模式。例如一天 5 餐，除了早、中、晚三頓外，可在上午 10 點和下午 3 點左右加餐。

加餐不加量

不論一天吃 5 餐還是 6 餐，全天總熱量是不變的，加餐不是額外增加食物，而是要從正餐中扣除，即加餐不加量。加餐的熱量一般會合併計入上一餐中，就是上午的加餐要算在早餐熱量中，可以早餐少吃一點，留作午餐加餐。其他加餐也是同樣的道理。

加餐的食物選擇

一般從正餐中減少 25～50 克主食，以副食代替，並適當增加升糖作用較弱的蛋白類食物，如無糖優格、豆腐等。加餐的食物不宜選用純油脂或純碳水化合物食物，因為純碳水

適合加餐的食物

柚子、奇異果、梨

✔ 低糖水果

小黃瓜、番茄

✔ 熱量低、飽足感強的蔬菜

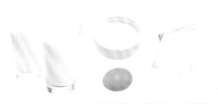

牛奶、無糖優格、雞蛋、豆腐乾

✔ 優質蛋白質食物

不宜用於加餐的食物

 饅頭、米飯、牛排、速食麵

合物食物升糖速度快，純油脂食物容易導致總熱量攝取超標。

增加膳食纖維，穩定飯後血糖

膳食纖維可以一定程度地減緩食物在胃腸道消化和吸收的速度，使糖分吸收維持緩慢而穩定的狀態，胰島素功能因而得到提升，使血糖維持較正常的濃度。尤其是對於正在控制體重且限制熱量的第二型糖尿病患者而言，膳食纖維還能增加飽足感，有助減少熱量攝取。建議每天攝取 25 ～ 35 克。

多吃粗糧：玉米、燕麥、蕎麥、黃豆、綠豆、紅豆、芸豆等外皮中富含膳食纖維，可以延緩飯後血糖升高。

多吃蔬菜：各類蔬菜尤其是綠色葉菜為膳食纖維的主要來源，同時還能提供維生素 C、植物化合物等，可防止肥胖、穩定血糖，還能抗氧化。

增加膳食纖維
的四個方法

經常吃蕈菇：木耳、香菇、金針菇等不僅能提供膳食纖維，穩定血糖和血脂，還能增強免疫力。

帶皮吃水果：櫻桃、紫葡萄、蘋果等都含有豐富的膳食纖維，但主要集中在外皮中，最好帶皮食用，但不要過量。

常見食物中的膳食纖維含量（每 100 克可食部分所含膳食纖維量）

15.5 克	10.4 克	7.7 克	6.5 克	5.3 克
黃豆	豌豆	紅豆	蕎麥	燕麥

結合 GI 值與 GL 值，精準控血糖

　　參照升糖指數（GI）和血糖負荷指數（GL）來安排膳食，對於調節和控制人體血糖大有好處。糖尿病患者在配餐時，建議多選用低 GI 和低 GL 的食物。

　　升糖指數的高低與各種食物的消化、吸收和代謝有關，GI≥70 為高 GI 食物，56＜GI＜69 為中 GI 食物，GI≤55 為低 GI 食物。低 GI 食物在胃腸停留時間長，釋放緩慢，葡萄糖進入血液後峰值低，下降速度快。

　　升糖指數低的食物，例如燕麥、蕎麥、裸麥等極少加工的粗糧。而越精製的食物 GI 值越高，如白米、麵粉、馬鈴薯泥等，未精製的粗玉米粉、蕎麥粉屬中 GI 食物。

飯後血糖值與 GI 和其含有的碳水化合物總量有關

　　飯後血糖值除了與 GI 值高低有關外，還與食物中所含碳水化合物的總量有密切關係。高 GI 的食物，如果碳水化合物含量很少，儘管其容易轉化為血糖，但其對血糖總體水準的影響並不大。

　　單純以 GI 高低選擇食物可能會產生誤差。例如南瓜的 GI 值為 75，屬於高 GI 食物，但事實上南瓜中碳水化合物的含量很少，每 100 克南瓜中僅含有 5 克碳水化合物，因此日常食用量並不會引起血糖的大幅度變化。

選擇低血糖負荷（GL）的食物

　　食物血糖負荷（GL）概念的引進很有必要，它是指特定食物所含碳水化合物的量（一般以克為計量單位）與其升糖指數值的乘積，糖尿病患者宜選低 GL 值的飲食。

　　GL ＝ GI× 碳水化合物含量（克）÷100

　　GL 判定標準：GL≥20 為高負荷飲食，表示對血糖影響很大

大醫生 告訴你

降低食物升糖指數的妙招

❶ 吃精製麵粉時加入全麥粉。

❷ 煮白米飯時加入一些粗糧，例如豆子、燕麥等，可以降低米飯的升糖指數。

❸ 薯類、蔬菜等烹調時不要切得太小或剁成泥，越細碎升糖指數越高。

❹ 快火煮，少加水：食物的生熟、軟硬、稀稠、顆粒大小決定了食物的升糖指數。食物加工時間越久，溫度越高，水分越多，糊化就越徹底，GI 值也越高，升糖速度就越快。因此，烹調時最好用快火，在熟透的前提下不要長時間煮燉。

10≤GL≤19 為中負荷飲食，表示對血糖影響不大

GL＜10 為低負荷飲食，表示對血糖的影響很小

食物影響血糖，可依據 GL＜10 的低負荷標準計算需攝取食物的安全量。如糖尿病患者想吃 200 克西瓜，可以依據 3 個參數了解西瓜對血糖有沒有影響（GL＜10、每 100 克西瓜含碳水化合物 5.5 克、西瓜 GI = 72）：

計算得知：$5.5 \times 2 \times 72 \div 100 \approx 8$，8 ＜ 10，屬於低負荷飲食，可以放心食用（前提是糖尿病患者的血糖情況控制良好）。

根據 GI 和 GL 來配餐

糖尿病患者在選擇食物和搭配一日三餐時，可以將 GI 和 GL 結合起來，這樣能讓你的三餐有利於減輕胰島細胞負荷，有效控制和穩定血糖。

♡ **特別提示**

三餐的 GL 值均勻分布，可確保全天的血糖相對平穩，不至於引起胰島素的過量分泌。另外，飯後血糖容易驟升，不要吃完就坐下或躺下，最好在不影響消化的前提下讓身體稍微活動至少半小時，防止飯後血糖飆升。

常見食物 GI 與 GL 表

食物	GI	GL
白米飯	83	17
麵條（小麥粉）	88	18
脫脂優酪乳	32	5
雞蛋	30	1
豬瘦肉	45	1
羊瘦肉	46	1
牛瘦肉	45	0
魚	40	2
白蝦	40	1
蝦皮	40	1
豆腐	42	2
蘋果	36	9
柚子	25	6
香蕉	52	11
葡萄	43	9
南瓜	75	15
胡蘿蔔	71	14
菠菜	25	2
海帶	17	15
小黃瓜	23	4
芹菜	25	5
茄子	25	5
洋蔥	30	6
番茄	30	6

吃水果前要了解的幾件事

水果中含有豐富的維生素、膳食纖維和礦物質，這些營養成分對糖尿病患者是有益的。不過，水果大多數甜度較高，所以水果不能完全不吃，但也不能隨便吃。

血糖情況怎麼樣？

在血糖控制穩定時，空腹血糖控制在 126 毫克 / 分升以下、飯後 2 小時血糖控制在 180 毫克 / 分升以下時，可適量吃些水果。但要選用含糖低、水分高的，並且在兩餐之間吃。

每次可以吃多少？

糖尿病患者每天食用水果的量不宜超過 200 克（一到兩個中等大小的水果），食用時間宜在兩餐之間，且每次要少量，切莫一次大量食用。

吃水果前後 2 小時自測血糖

糖尿病患者可以在吃水果前後 2 小時測血糖，了解其波動情況，便可知道自己能否食用某類水果。含糖量低的水果只是推薦食用，糖尿病患者仍然要自己檢測、摸索，尋找適合自己的水果。一般來說，如果沒有經常出現高血糖或低血糖的狀況，可以擴大水果的選擇範圍，但如果血糖波動大或出現異常，還是要暫時忌口。

多吃含糖量低的水果減輕胰島負擔

柚子、草莓、奇異果、聖女番茄等含糖量較低，這類水果可以減輕糖尿病患者的胰臟負擔，幫助其吸收豐富的維生素和礦物質。許多微量元素對於提高、改善患者體內胰島素的活性也很有幫助。

挑選水果要「青」和「生」

吃水果時最好挑偏「青」一點、「生」一點，相較於過分熟透的水果，偏生的水果含糖量低，有利於血糖控制，如「青」一點的李子、橘子、蘋果、葡萄等。再以香蕉為例，生一點的香蕉升糖指數比熟香蕉低。

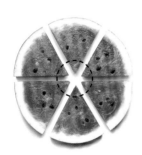

西瓜也可以適量用，但最好捨去最甜的中心部分，糖尿病患者吃靠近皮的部分，糖分較少。

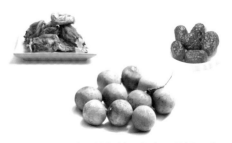

這些水果（果乾）糖分較高，最好不吃。

先吃後吃有講究，飯後血糖不飆升

從飲食上控制血糖，除了均衡地選擇食物、適當地烹調以外，還有一個非常重要的細節，那就是講究吃飯的「順序」。

不同食物所含的營養成分對血糖有不同影響，食用順序正確能夠抑制飯後血糖大幅升高，因此，透過調整食用的順序是控制飯後血糖的簡單方法。

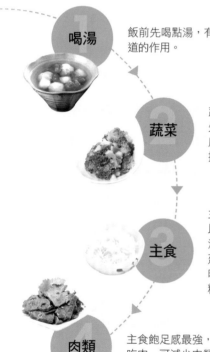

1 喝湯
飯前先喝點湯，有潤滑腸道的作用。

♡ **特別提示**

湯要清淡，以蕈菇類湯或蔬菜湯為最佳，肉類羹湯則最好撇去表層的浮油再喝，以免油脂攝取過量。

2 蔬菜
蔬菜中富含膳食纖維，先吃蔬菜可以增加飽足感，有助於減少主食的攝取。

3 主食
主食應粗細搭配，並且以乾的為主，盡量少吃流質或半流質主食，以延長食物在胃裡的消化時間，有效減緩飯後血糖升高的速度。

♡ **特別提示**

推薦的主食有：雜糧麵條、雜豆飯、二米飯、雜糧饅頭、燕麥麵包等。

4 肉類
主食飽足感最強，吃完主食再吃肉，可減少肉類攝取，又能補充身體所需的蛋白質。

♡ **特別提示**

肉類的選擇方面，首選魚、雞等白肉，其次是紅肉類中的瘦肉。製作方法也以清蒸、水煮、燉等為主，避免煎烤油炸的方式。

大醫生 告訴你

根據血糖調整飲食順序

前文所介紹的進食順序也非一成不變，尤其是吃主食的順序，可根據自身的血糖情況進行調整。例如在餐前做過運動，血糖處於偏低的狀態，這時應該先吃點主食來提高血糖值，防止低血糖發生。

糖尿病患者更要多喝水

糖尿病有多尿症狀，所以很多病友認為少喝水可緩解多尿。其實多尿是高血糖引起的，由於大量的葡萄糖從尿中排出，從而發生滲透性利尿的結果，如果限制飲水反而會加重高血糖高滲透壓狀態，對身體非常不利。

所以，糖尿病患者不僅不能少喝水，還必須多喝水，可使血漿滲透壓下降或恢復正常，發揮降血糖的作用，同時還能促進血液循環、增加代謝及消除酮體。

因此，多喝水對糖尿病患者至關重要，一般每天至少需要喝 1500 毫升水，大約 6 杯（250 毫升的杯子）。

讓喝水成為一種習慣

糖尿病患者因口渴中樞長時間受刺激，敏感性下降，即使體內已經缺水，往往也沒有口渴的感覺。所以即使不覺口渴時也應適當飲水，讓喝水成為一種習慣，少量多次喝，不要一次猛喝。

最好飲用溫白開水

白開水進入人體後不僅解渴，還能促進新陳代謝、清腸排毒，但不宜喝未煮沸的自來水、隔夜水及久沸或反覆煮沸的「千滾水」。

糖尿病患者的其他幾種補水途徑

✓ 淡茶	✓ 蔬果汁（帶渣）	✓ 牛奶	✓ 豆漿	✗ 含糖飲料
補充水分，富含兒茶素、礦物質等，可提神健腦、降血壓血脂，但不宜喝濃茶，也不宜睡前喝。	可提供維生素、膳食纖維等，但是太甜的蔬果汁不適合病友飲用。	含大量的水分、蛋白質、鈣等，可預防骨質疏鬆，以低脂、脫脂為宜。	低熱量、高蛋白質，尤其適合肥胖、血壓和血脂較高的糖尿病患者飲用。	含糖量高，易造成血糖波動、肥胖和骨質疏鬆，不宜飲用。

解開飲食治療的 11 大疑問

NO.1 飲食治療就不能吃自己喜歡的食物嗎？

雖然糖尿病飲食治療有很多禁忌，但這不代表要完全捨棄自己喜歡的食物。如果你想吃自己喜歡的食物，而這些食物原本不受營養師的推薦，那你可以在血糖控制良好的情況下嘗試這樣做：

·改變這類食物的烹調方法，以少油、少鹽、少糖為原則。

·改變這些食物的進餐時間，例如偶爾作為加餐食用，並同時相應減少主食量。

·減少食用量，少吃一點。

NO.2 對糖尿病患者來說，蛋白質比碳水化合物好嗎？

雖然某些碳水化合物食物有快速升高血糖的作用，但是只要正確地選擇，也可避免血糖大幅波動。而富含蛋白質的食物（肉類）也可

能含有許多的飽和脂肪酸，這類脂肪攝取過量會增加心血管疾病的風險。糖尿病飲食的蛋白質應該佔一日總熱量的 10 ～ 15%。

NO.3 碳水化合物就是糖嗎？

很多人以為碳水化合物就是生活中常見的糖，其實這是不正確的。碳水化合物（或簡稱醣類），包括單糖、雙糖、多糖等，它們進入人體後引起血糖升高的快慢各不相同。一般來說，來自甜食、糕點、糖果等中的單糖和雙糖會迅速升糖，糖尿病患者飲食中應盡量避免，若用於預防糖尿病患者發生低血糖反應時則可適當食用。正常飲食中應選擇多醣類的澱粉食物，例如玉米、燕麥、山藥等粗糧和薯類。所以，碳水化合物食物不是不能吃，而是要選擇適合自己的。

NO.4 粗糧有助穩定血糖，能不能只吃粗糧不吃細糧？

粗糧含有較多的膳食纖維，有控血糖、降血脂、清腸通便的功效，對身體有益。但如果吃太多粗糧可能增加胃腸負擔，影響其他營養素的吸收，長此以往會導致營養不良。因此，無論吃什麼食物都應適量，不可偏廢。

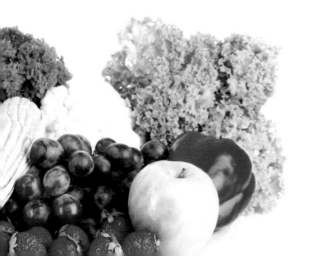

NO.5 糖尿病患者不能吃水果嗎？

水果中的維生素、膳食纖維、礦物質等對穩定血糖有很好的效果，選對水果、適量食用、選對吃水果的時間，對血糖不會有明顯影響，反而對減輕糖尿病併發症十分有益。糖尿病患者吃水果需注意以下重點：每天不超過 200 克，選擇含糖量低的水果，最好在兩餐之間食用。

NO.6 不吃或少吃主食更有利於血糖控制嗎？

主食是碳水化合物的主要來源，不少人認為主食吃得越少越好，其實這是不對的。主食雖然會升高血糖，但是其所提供的熱量應佔總熱量的 55 ～ 65%，蛋白質和脂肪則分別佔 20 ～ 30%、10 ～ 15%即可。

如果主食攝取不足，總熱量無法滿足身體代謝的需要，身體必然要動用脂肪和蛋白質來提供熱量。脂肪分解會產生酮體，易導致酮酸中毒。體內蛋白質分解，日久則會導致消瘦、乏力、抵抗力低下，極易繼發各種感染等。

此外，如果僅控制主食量，卻不控制油脂、零食、肉類的攝取，不僅會導致每天總熱量超標，對血糖控制不利，還會增加肥胖的風險。

由此可見，糖尿病患者飲食中要控制總熱量，但必須確保足量的主食，可以透過適當增加粗糧、調

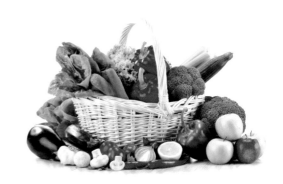

整烹調方法等途徑來控制飯後血糖。

NO.7 無糖食品可以放心吃嗎？

無糖食品應是指碳水化合物含量小於 5%的食物，但市場上的無糖食品大多是指不加蔗糖的食物，這些食物雖然沒有添加蔗糖，卻添加了糖醇、果糖等甜味劑，而且某些食物中的澱粉、乳糖等成分，進入人體後也會轉變成葡萄糖，對血糖控制不利。因此不要一看到「無糖」就認為是完全不含糖，應仔細看清食品外包裝上的成分介紹。

NO.8 飯吃得多時能透過加大用藥劑量進行抵銷嗎？

有些糖尿病患者偶爾一兩頓飯忍不住多吃了一些，便試圖透過增加藥物劑量來抵銷，這是非常不利於病情控制的，何況胰島素等藥物的劑量調節是非常複雜和專業的問題，不是個人可以憑藉自我感覺就能調整的，因此，除非你的醫生給予建議，否則不要自行調整劑量。

NO.9 糖尿病患者能吸菸嗎？

非糖尿病患者吸菸會增加罹患糖尿病的風險，香菸中含有有毒有害物質，如尼古丁、一氧化碳、焦油等，會破壞胰島分泌胰島素的功能，增加糖尿病患病的風險。已經罹患糖尿病的人吸菸會使對血管有害的壞膽固醇升高，血管壁增厚，加重心血管及微血管病，增加糖尿病併發症的機率。

NO.10 糖尿病患者在控制飲食時怎麼避免飢餓難忍？

❶ 實施少量多餐的方式，既能避免飯後血糖飆升，又能克服易餓的問題。

❷ 控制主食量應循序漸進。如果限制得過嚴、過快，容易導致酮酸中毒，對身體恢復不利。所以每週應減少 100 ～ 200 克的主食，通常 1 個月左右應限制到每天 300 克。

❸ 富含膳食纖維的食物可使胃排空的時間延長，同時增加耐飢餓的能力。富含膳食纖維的食物有全穀、雜糧、蔬菜等，多選用粗雜糧代替細糧，如蕎麥麵、紅豆粥、玉米麵條、玉米發糕等。

❹ 多吃大體積、低熱量的食物。如大白菜、黃瓜、豆芽、冬瓜、南瓜、菠菜、韭菜、青椒、茄子、花椰菜，以及海藻類、蕈菇類、豆類等。

No.11 不胖或消瘦的糖尿病患者，也需要飲食控制嗎？

任何一位糖尿病患者都需要飲食控制，飲食控制除了幫助控制血糖外，還包括幫助控制體重、血脂、血壓和血黏度。對於不胖甚至消瘦的糖尿病患者來說，如果不注意挑選食物，也容易造成飯後血糖的快速升高，不利於病情控制。雖然這類患者每天攝取的食物總熱量可以適當增加，以盡量維持理想體重，但仍然要注意選擇有助於控制血糖的食物，例如粗糧、蔬菜等，並注意血糖監測。

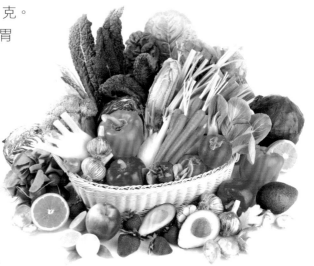

第三方法：運動治療

　　運動也是非藥物治療糖尿病的關鍵方法之一，配合飲食治療可以讓血糖控制在滿意的範圍內。只要有運動能力的糖尿病患者，都應進行適合自己的運動。

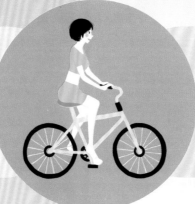

加強身體對胰島素的敏感性，使血糖和糖耐受度有所改善，在降血糖的同時，也降低血液中的胰島素水準，有利於平穩血糖。

增加血管彈性，增強體質，避免或改善糖尿病併發症，如合併高血壓、高脂血症等。

適量運動還能減少降血糖藥的劑量。

可清除糖尿病患者體內多餘的脂肪，增加熱量消耗，獲得滿意的減肥效果。

運動可增加糖尿病患者對血糖及血脂的利用，降低血液中三酸甘油脂、膽固醇與血液黏稠度。

運動可以增加糖尿病患者的信心和生活樂趣。

運動要持續進行才有效

以降低血糖為目的的運動須以有氧運動為主，並且持之以恆，不能三天打魚兩天曬網，而且要達到一定的時間和運動量才有效果。為了方便記憶，可將這個運動原則總結為「1、3、5、7」原則：

每天運動 1 次

每次不少於 30 分鐘

每週最少 5 天

運動時的心跳率數值在「170- 年齡」

也就是説，每週至少有 150 分鐘的運動時間，而這些運動要經常性地、分散式進行，同時量力而為，不可過度勞累，根據身體狀況選擇適合自己的運動形式和運動強度。

哪些糖尿病患者不宜做運動？

運動對於控制糖尿病病情有很大的幫助，但並非人人適宜，有些糖尿病患者不宜做運動，或做運動前一定要仔細諮詢醫生的意見。

❶ 自身胰島素分泌嚴重不足的第一型糖尿病患者。

❷ 有急性感染的糖尿病患者。

❸ 伴有心臟功能不全、心律失常且體力活動後症狀加重者。

❹ 嚴重糖尿病性腎病患者。

❺ 經常發生腦供血不足的糖尿病患者。

❻ 收縮壓高於 180 毫米汞柱的糖尿病伴高血壓患者。

❼ 血糖濃度高於 252 毫克 / 分升的糖尿病患者。

❽ 有明顯酮症或酮酸中毒的患者，酮症多由於血糖控制不良引起，運動後會加重症狀，引起酮酸中毒、昏迷等。

❾ 血糖控制不佳、明顯低血糖或血糖值波動較大者（易發生酮酸中毒）。

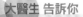

大醫生 告訴你

運動不能代替飲食治療

運動療法需要與飲食治療或藥物療法相結合，但是各療法不能互相替代。如果透過運動後血糖有所下降就放鬆飲食控制，甚至增加進食量，那麼血糖仍然會升高。

找到適合自己的運動方式

糖尿病患者的病情因年齡、性別、體質、生活方式等多方面的不同而千差萬別，在選擇運動種類時，也要考慮到這些因素，注意因人而異、因時制宜。選擇真正適合自己的運動，更容易持之以恆，達到降血糖的目的。

適合大多數糖尿病患者的運動

整體來説，糖尿病患者的運動應具備這三個特點：適量、全身性、有節奏。而有氧運動就具備這三個特點，而且強度低、時間長、有節奏，可以達到讓人呼吸急促又不會氣喘吁吁的程度，微微出汗又不至於大汗淋漓。

綜合來説，適合大多數糖尿病患者的運動有：做操、打拳、慢跑、較長時間的快走、踢毽子、打羽毛球、打乒乓球、跳土風舞等，既能鍛鍊全身又能讓人放鬆身心，也較容易長期持續。

中低強度的有氧運動是首選

糖尿病患者進行運動應盡量選擇中低強度的有氧運動。一般來説，老年人要做低強度的運動，年輕人可以做中等或高強度運動。

肥胖的糖尿病患者

肥胖的糖尿病患者可在有氧運動的基礎上配合適當的重量訓練，例如腹肌鍛鍊、伏地挺身、手掌推壓及啞鈴運動等，有助消耗脂肪，達到減肥效果。

坐辦公室體力消耗最少，一定要每小時起身活動一下。

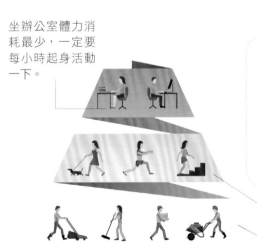

❤ **特別提示**

老年糖尿病患者或有較嚴重併發症的人：
不宜進行高強度的運動，每次運動時間不宜持續太久，也不要做過度屈伸或倒立的運動。
病情較輕的年輕糖尿病患者：
如果只是採用短時間散步等運動可能無法達到最理想的效果，因此應該根據個人的身體狀況和喜好增加運動強度。

遛狗、大步走、爬樓梯，皆會消耗一定熱量，糖尿病患者可於日常中彈性安排。

一些重體力活動可幫助消耗熱量，但病情較重的糖尿病患者不宜多做。

騎自行車、跑步、打球等有氧運動非常適合糖尿病患者。

確定適合自己的運動量

對於可以運動的糖尿病患者來說，了解自己適合什麼樣的運動量和運動類型非常重要，可以根據自身情況大致對應以下情況：

目前進行飲食療法，沒有引發併發症者。

患有糖尿病且肥胖，目前進行飲食療法者。

長期控制，血糖穩定，想積極鍛鍊、促進健康者。

肥胖，想預防糖尿病而希望減肥者。

醫生指示必須運動者。

適合消耗 160 ～ 320 大卡的運動量

適合消耗 320 大卡以上的運動量

運動量的確定

需要減肥，雖進行飲食療法卻很難瘦下來的糖尿病患者。

未患有糖尿病，但基於預防糖尿病而想運動者。

較肥胖但糖尿病病情控制良好，沒有引發併發症者。

適合消耗 80 ～ 160 大卡的運動量

70 歲以上的老人，糖尿病病情控制良好，沒有引發併發症者。

醫生指示需要從事輕度運動者。

60 歲以上的女性，糖尿病病情控制良好，沒有引發併發症者。

各種運動及消耗 80 大卡熱量所需要的時間

運動種類	消耗 80 大卡熱量所需的時間	消耗的熱量（大卡）
散步（60 公尺 / 分鐘）	30 分鐘	80
快走（80 公尺 / 分鐘）	20 分鐘	80
慢跑（100 公尺 / 分鐘）	15 分鐘	80
體操	15 分鐘	80
滑雪	12 分鐘	80
滑冰練習	11 分鐘	80
籃球練習	12 分鐘	80
原地快跑	15 分鐘	80
上下樓梯	15 分鐘	80
羽毛球	15 分鐘	80
足球練習	10 分鐘	80
慢速騎自行車	26 分鐘	80
釣魚	25 分鐘	80
快跑（20 公尺 / 分以上）	10 分鐘	80
游泳（蛙式）	10 分鐘	80
網球	10 分鐘	80

運動前要做哪些檢查？

　　糖尿病患者在運動之前，應該到醫院進行一次全面性的檢查，包括血壓、血糖、糖化血紅蛋白、心電圖、眼功能、肝腎功能，以及神經系統的檢查，還要進行病史詢問。如果年齡在 45 歲以上，最好做心功能試驗，以判斷心功能是否適合運動，了解目前自己身體的健康狀況，據此制定適當的運動方案。

什麼時間做運動，降血糖效果最好？

對糖尿病患者來說，運動很重要，但是在合適的時間做運動更重要。

運動宜晚不宜早，尤其不要在早飯前空腹運動。清晨是人體一天中血糖最低的時候，如果再於空腹時運動，極易出現低血糖反應；加上清晨時人體的血液比較黏稠，此時運動會增加心絞痛、心肌梗塞、腦出血等情況的發生，尤其是糖尿病併發心腦血管疾病的人，千萬不可在早晨做運動，且要避免惡劣天氣，如高溫、高濕、霧霾天氣等，如果運動中出現胸悶或憋氣的情況須立即停止，原地休息一下。

飯後 1 ～ 1.5 小時是最佳運動時間

飯後不要立即運動，會影響食物的消化與吸收，引起腸胃不適。應該在飯後 1 ～ 1.5 小時再運動，這個時段碳水化合物已經被消化吸收，往往是飯後血糖最高的時段，此時運動可以避免飯後高血糖的發生，還能避免運動過程中的低血糖反應，有利於血糖的穩定控制。

服用降血糖藥者應避開藥效最強的時段

使用胰島素和口服降血糖藥的病友，應該閱讀藥物作用說明，了解藥物在什麼時間藥效最強，避開這個時段做運動。

例如，單純使用短效胰島素的病友，一般在注射後 30 ～ 60 分鐘藥效最強，此時不宜做運動，否則會加強藥效，容易導致低血糖。

運動要有規律

不規律的運動僅有助於運動前一餐飯後血糖的控制，而對其他時間的血糖毫無作用，難以達到滿意的控制效果。

持之以恆、規律性的運動才能增加胰島素敏感性，有助於降血糖。規律運動還能改善心肺功能，增加運動能力，預防心血管疾病發生。

利用健身器材做運動時要注意什麼

很多老年糖尿病患者喜歡利用健身器材來做運動，這也是一個很好的運動方式，但是剛接觸某一器材時要先了解運動原理，並熟悉一下運動過程，避免盲目操作造成的意外傷害。

例如一些患有高血壓、腦血管疾病的患者，在做旋轉類運動時不要過猛，要緩慢一些，以免導致腦血管供血不足，發生危險。

此外，老年人身體的柔軟度較差，骨質較脆，使用健身器材時扭動幅度不宜過大，以免損傷腰背等部位。

能不能運動由血糖值決定

運動能幫助糖尿病患者控制血糖，但是患者在運動過程中要時刻注意血糖的變化，以此來調整運動量與強度。

血糖＜101毫克/分升

血糖值過低，應該先適當吃點糖、巧克力、甜點等再運動。

血糖101～250毫克/分升

非常適合進行運動。

血糖＞250毫克/分升

這個血糖值屬於警戒線，最好監測尿酮體，如果酮體呈陽性，意味著體內胰島素不足，強行運動會導致酮酸中毒，要轉為陰性後再進行。

血糖＞301毫克/分升

不能做任何運動，必須立即看醫生。

當血糖出現以下情況時，要立即停止運動：

血糖≤70毫克/分升，感覺身體搖晃、精神緊張或恍惚時。

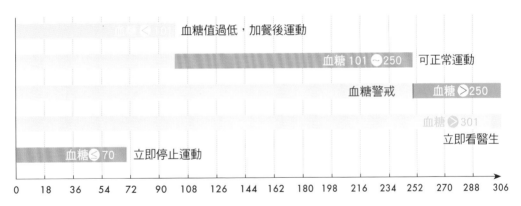

運動之後也要查血糖

運動結束後要立即驗血糖，之後幾小時還要再驗幾次。運動的強度越大，影響血糖的時間就越長，數小時後仍可能出現低血糖。

如果運動持續的時間比較長，那麼運動過程中每隔30分鐘要驗一次血糖，尤其對於一些開展全新運動項目的人，一定要密切注意血糖的變化。

運動前後如何補充營養？

運動會消耗熱量，在運動量較大或持續時間較長時，容易引起低血糖反應。加餐就是為了維持血糖穩定，預防低血糖。

中等強度運動時

中等強度運動，例如打網球、慢跑、慢速游泳、慢速騎車等。運動前血糖 < 79 毫克／分升時，可在運動前加餐碳水化合物 25 ～ 35 克，運動後每 30 分鐘加餐 10 ～ 15 克。運動前血糖在 79 ～ 178 毫克／分升時，運動過程中每 30 分鐘加餐 10 ～ 15 克。運動前血糖 > 180 毫克／分升時，不宜加餐。

輕度運動時

例如散步、慢走等。運動前血糖 < 79 毫克／分升時，運動後 60 分鐘補充碳水化合物 10 ～ 15 克。運動前血糖在 79 ～ 99 毫克／分升時，可以在運動前進食碳水化合物 10 ～ 15 克。運動前血糖超過 101 毫克／分升，不加餐。

糖尿病患的運動與用藥量調整

病友們要依循用藥時間來安排運動，以防止低血糖的發生。一般來說，不要在胰島素或口服降血糖藥作用最強時運動，以免導致低血糖，應該在藥效開始減弱時做運動。注射胰島素的人，在注射短效或速效胰島素 1 小時內或注射中效胰島素 1.5 小時內不宜運動，否則會加快胰島素的吸收，很容易發生低血糖。另外，還要根據運動情況來調整用藥量。

調整藥物劑量

若每天有效運動（心跳率在最大心跳率的 60％以上）超過 30 分鐘，可減少 20％口服降血糖藥的用量。

調整胰島素用量

早餐前注射中效胰島素者，可在運動前將胰島素用量減少 30 ～ 50％，或改為分次注射，其中早餐前用 65％，晚餐前用 35％。使用中效和短效胰島素治療者，運動前可減少中效胰島素，使用短效胰島素多次注射者，運動前減少 30 ～ 50％，運動後據血糖調整。胰島素治療者應避免飯前馬上運動，宜在注射胰島素並進餐 1 小時後運動。

如何邊做家事邊運動

適宜的家事勞動比完全不動要好得多，卻不能代替真正的運動，因此對於糖尿病患者來說，應該安排專門的運動時間。也可以在確保安全的前

提下，將家事勞動和運動結合，例如熨燙衣服時單腳站立；擦玻璃時兩手壓住抹布，上下動作，兩腿可以隨勢彎曲，也可踮起腳尖，左右大幅度移動身體。

適合老年糖尿病患者的運動

老年糖尿病患者因為年齡的原因，具有特殊性，因此在運動中更要加以注意。

運動量和運動強度不要太大

不要進行強度過大的運動，可以透過前文提到的透過心跳率計算運動量。一般 60 歲的人，運動的最大心跳率不宜超過 110 次，65 歲的人，不宜超過 105 次。對於老年人來說，散步是最安全有效的運動方式，可以根據身體狀況，每週步行 5 次，每次30 分鐘，速度以不快不慢為宜。

老年病友在運動中如何避免受傷

❶ 一定要熱身，讓身體能逐漸適應。
❷ 熱身活動要採取柔性拉伸動作。
❸ 穿舒服寬鬆的衣服、合腳的鞋。
❹ 運動時不可操之過急，運動量一定不要過大，不要超出身體負荷。
❺ 不要在不平整、過硬、過滑、碎石較多的路面上運動。
❻ 運動時要集中注意力，不要一邊運動一邊聊天。
❼ 運動過程中一旦出現不適感就要立即停止。
❽ 隨身攜帶應對低血糖的食物，例如糖塊、巧克力、餅乾等。

適合兒童糖尿病患者的運動

糖尿病兒童在運動前要測血糖，當血糖 > 270 毫克 / 分升時不宜做運動，當血糖 < 126 毫克 / 分升時應該吃一些含簡單糖的食物，例如糖果、餅乾等，並隨身攜帶，每 15 分鐘食用 15 克。

在運動的選擇上要盡量有趣，可以經常變換。鼓勵父母陪同孩子一同做運動，既能增加孩子持續的動力，亦有利於增進親子關係。

大醫生 告訴你

孩子在做運動時一定要有大人陪同

孩子的自我管理能力相對較差，玩得太興奮很容易過量，因此一定要有大人陪同，並且需具備一定的低血糖診斷和治療經驗，以防萬一。運動時要隨身攜帶充飢的食物和水，以便在發生低血糖和口渴時補充。此外，要避免爬高、潛水這類運動，發生低血糖的危險性非常高。

適合妊娠糖尿病患者的運動

妊娠糖尿病對於母體和胎兒的健康有一定程度的威脅，因此孕期控制好糖尿病的進程至關重要。除了飲食調整以外，運動也是重要的一環，可以減輕胰島素抵抗，有利增進胎兒大腦和呼吸系統的發育，對促進順產有明顯的好處。

不過，孕婦的情況非常特殊，該怎麼運動才安全又能降血糖呢？答案是：孕婦必須分階段運動。

懷孕早期（0 ～ 3 個月）：多做有氧運動

在懷孕早期，孕婦可以多做一些有氧運動，改善情緒、降低妊娠反應，例如游泳、快走、慢跑、韻律操、瑜伽等，以舒緩為主，但懷孕早期是流產的高發期，需避免跳躍、旋轉動作及激烈的運動。

懷孕中期（4 ～ 7 個月）：運動量可以適量增加多一點

懷孕中期是比較穩定的階段，流產的可能性大大降低，可以適當增加一些運動量。主要是運動頻率可稍微頻繁一些，運動時間適當延長，而不是增加運動強度。散步、游泳、中速走等，都是可以持續進行的項目。仍然要避免爬山、登高、蹦跳一類的運動。

懷孕晚期（8 ～ 10 個月）：運動要慢下來，簡單一些

到了懷孕晚期，孕婦的體重增加明顯，肚子也越來越大，身體變得笨重不靈活，此時做運動一定要慢，並選擇動作簡單一些的，例如伸展運動、屈伸雙腿、輕扭骨盆等，可以緩解腰背疼痛等症狀，但每次運動時間不宜過長。

大醫生 告訴你

準媽媽運動的注意事項

1. 有流產史、心臟病、妊娠高血壓症等情況的孕婦不宜運動，或需嚴遵醫囑才進行。
2. 運動前要監測胎動，胎動不好的情況下不要運動。
3. 運動前監測血糖，血糖小於 99 毫克 / 分升時要先進食再運動。血糖高於 250 毫克 / 分升時需檢測尿酮，若尿酮呈陽性或合併其他不適，務必停止運動，立即就醫。
4. 血壓高於 150/90 毫米汞柱時不要運動。
5. 運動過程中要隨時注意胎兒的情況，出現不適立即停止。

第四方法：藥物治療

所有的糖尿病患者都需要進行飲食療法，並根據個人情況配合運動療法，同時根據血糖控制情況決定是否用藥。即便用藥的患者，也要持續飲食和運動療法。

第一型糖尿病患者什麼時候用藥

第一型糖尿病一經發現就應該使用胰島素治療，因為第一型糖尿病患者體內的胰島素量不足，只有補充足量的外源性胰島素才能控制病情。

第二型糖尿病患者什麼時候用藥

被診斷為第二型糖尿病的患者，病情較輕者可先單純採用飲食控制和運動治療，大約有 20％的第二型糖尿病患者能因此使血糖得到良好控制。如果4 ～ 6 週後控糖效果不明顯，則要根據不同的情況開始藥物治療。

當飲食、運動治療後空腹血糖仍 ≥126 毫克 / 分升或飯後 2 小時血糖 ≥180 毫克 / 分升時，開始口服降血糖藥。

病情嚴重的第二型糖尿病患者應及時給予胰島素治療。妊娠糖尿病患者為了避開胎兒致畸風險，安全有效的方法是遵醫囑使用胰島素治療。

第二型糖尿病併發症患者什麼時候用藥

糖尿病急性併發症患者一般需要直接進行胰島素治療。對於慢性併發症患者，應根據病情的不同採取不同的方法，並積極治療併發症。

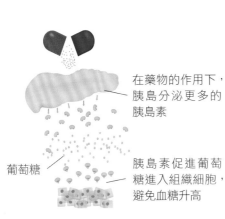

在藥物的作用下，胰島分泌更多的胰島素

葡萄糖

胰島素促進葡萄糖進入組織細胞，避免血糖升高

大醫生 告訴你

糖尿病患者都需藥物治療嗎？

用藥與否要根據實際病情而定，飲食和運動是糖尿病控制的兩大基礎措施，對於病情輕者，可以先進行為期一個月的飲食控制和運動調養，如果能使血糖控制在滿意範圍，可暫時不用藥。如果病情較重或飲食、運動控制後不見成效，則需要藥物干預。事實證明，很多輕度糖尿病患者是可以透過飲食、運動治療將血糖控制得當。

口服降血糖藥和胰島素該怎麼選？

糖尿病的降血糖藥物治療，主要包括口服降血糖藥和胰島素兩種，前文曾說明過，第一型糖尿病患者必須終身使用胰島素治療，第二型糖尿病在飲食、運動的基礎上，以口服降血糖藥為主要選擇，但是如果血糖控制未能符合標準，也必須使用胰島素治療。此外，病程較長、伴有其他嚴重疾病，以及糖尿病妊娠患者也必須使用胰島素。

用藥時要注意什麼？

降血糖藥的使用因人而異，降血糖藥不同於其他藥物，不同患者的病情不同、胰島素抵抗的程度也不同，使用藥物的種類、劑量也不同，因此糖尿病患者要根據自己的病情，在專業醫生的指導下用藥，千萬不可隨意濫用藥物，更不能擅自減量或加量，否則會因用量不當而影響療效。此外，還應了解以下用藥注意事項：

❶ 使用藥物前一定要閱讀藥物作用說明書，了解藥物排泄的途徑和禁忌事項。

❷ 進食量準確、生活規律是調整降血糖藥的前提。

❸ 不用餐時不用降血糖藥，用餐量少時降血糖藥要減量，最好規律用餐、用藥。

❹ 降血糖藥須從小劑量開始使用。

❺ 做好糖尿病監測記錄，以便於調整藥物治療。

❻ 少數糖尿病患者開始服用某一種降血糖藥時效果良好，但服用一段時間後效果就不那麼理想，這是因為患者對藥物產生了耐受性。遇到這種情況應改服其他降血糖藥。

❼ 服藥期間，如同時服用磺胺類藥物、阿斯匹靈、抗甲狀腺藥物單胺氧化酶抑制劑等，均應減少降血糖藥的劑量，因為它們能增強降血糖藥的作用，易引發低血糖，甚至發生低血糖休克。

❽ 糖尿病患者用藥後不可突然中斷，以免病情惡化，甚至出現酮酸中毒。

大醫生 告訴你

牢記藥物的學名

治療糖尿病的藥物特別多，同一種藥物的商品名也經常有很多個，但學名（也就是化學名）只有一個，例如口服降血糖藥格列本脲（Glibenclamide），商品名有優降糖、乙磺己脲、達安寧等多個名字，所以記住藥物的學名就能避免很多煩惱。

常用的口服降血糖藥速查

目前還沒有哪一種藥物能夠完全根治糖尿病，所以治療糖尿病並沒有最好的藥品，只有最適合某一個人的藥品。所謂「最適合的藥品」，就是能治療該患者的症狀，因為糖尿病是一種終身疾病，所以同時要考慮到經濟問題。治療糖尿病，必須要因人施治、個體化治療、防治結合、綜合達標。

口服降血糖藥		代表藥物	主要作用	主要不良反應
磺醯尿素類	第一代:甲苯磺丁脲、氯磺丙脲第二代:格列本脲、格列齊特等第三代:格列美脲	刺激胰島 β 細胞分泌胰島素，故適用於胰島 β 細胞有一定功能的糖尿病患者。大多數第二型糖尿病患者開始應用時有效，空腹及飯後血糖可降低，糖化血紅蛋白可下降1～2%，隨著療程的延長，效果漸差	產生低血糖，且早期不易察覺，發病持續時間長，嚴重時可導致永久性神經損害	採用飲食和運動治療能取得滿意療效者;肝腎功能嚴重不良者;合併嚴重感染、酮酸中毒、高血糖高滲狀態、進行大手術或創傷;對磺胺類藥有過敏反應者;糖尿病合併妊娠或妊娠糖尿病患者;哺乳期婦女;肥胖的第二型糖尿病患者一般不主張首選磺醯尿素類降血糖藥，但在用雙胍類藥物效果不佳時可合併使用
雙胍類	鹽酸二甲雙胍	抑制肝糖產生，對降低空腹血糖效果比較好。第二型糖尿病、肥胖、高胰島素血症者可首選此類藥物;第一型糖尿病用胰島素治療血糖不穩定者也可服用此類藥物	口苦、噁心、嘔吐、腹瀉等腸胃反應，餐中或飯後服用可緩解。最嚴重的是乳酸性酸中毒。偶有皮膚斑疹等過敏反應，停藥後即可消退	靜脈腎盂造影或動脈造影者;糖尿病急性併發症者、糖尿病合併嚴重慢性併發症、重度感染、手術、外傷、高熱者;急、慢性酸中毒者;有心、肝、肺疾病，伴缺氧、酸中毒傾向者;妊娠者

續表

口服降血糖藥		代表藥物	主要作用	主要不良反應
非磺醯尿素類促泌劑（格列奈類）	瑞格列奈片	能快速使胰島素釋放，控制餐後高血糖，便於患者就餐時服用。該藥適用於飲食控制、降低體重及運動鍛鍊不能有效控制高血糖的第二型糖尿病患者	瑞格列奈與二甲雙胍合用降糖效果明顯優於兩藥單用，但其主要的不良反應為輕度的低血糖，須注意	對瑞格列奈過敏的患者；第一型糖尿病患者，C-胜肽陰性糖尿病患者；伴隨或不伴隨昏迷的糖尿病酮酸中毒患者；妊娠或哺乳婦女；12歲以下兒童；嚴重腎功能或肝功能不全患者
胰島素增敏劑	格列酮類藥物（噻唑烷二酮類），如羅格列酮、吡格列酮	增加胰島素的敏感性，適用於第二型糖尿病患者，單獨應用或與磺醯尿素類類、胰島素合用	上呼吸道感染症狀、頭痛、水腫、貧血	老年人及心臟功能不好的人，應避免使用胰島素增敏劑
α-葡萄糖苷酶抑制劑	阿卡波糖	延緩醣類的吸收，降低飯後高血糖。第二型糖尿病患者，尤其飯後高血糖者可單獨應用，也可與磺醯尿素類聯合應用；用胰島素治療第一型糖尿病血糖不穩定者，可合用α-葡萄糖苷酶抑制劑，但應注意低血糖的發生	可能出現腹脹、腹痛、排氣增多等消化道不良反應	對此藥過敏者；胃腸道疾病（如炎症、潰瘍、消化不良等）患者；腎功能減退、血清肌酐>177微莫耳/升的患者；肝硬化患者；糖尿病伴急性併發炎症、感染、創傷、手術、酮酸中毒者；妊娠或哺乳婦女；應用消化道藥、制酸藥、膽鹽等可削弱葡萄糖苷酶抑制劑效果的藥物時

註：另有腸促胰素類新型降血糖藥正逐漸應用。

註：本表資料僅供參考。實際用藥與劑量應遵照專業醫師指示，不可擅自服用。

降血糖藥何時服用效果最好？

　　降血糖藥的服用時間和服用的方法對治療的效果有很大的影響，按照不同藥品的特點選擇合適的時間服用，對維持血糖值具有重要意義。

服藥時間	主要作用	應用方法
凌晨	降低空腹高血糖	有些患者大概從清晨 4 點血糖開始逐漸上升，到 6～7 點達到高峰，血糖在 180 毫克／分升左右，這稱為黎明現象。治療黎明現象，降血糖藥應提前到 6 時服用，早餐也隨之提前到 6～7 時
餐前 30 分鐘	刺激分泌胰島素的時間與飯後血糖升高的時間同步，使降血糖藥發揮較大效果	需餐前 30 分鐘服用的磺醯尿素類降血糖藥有：格列喹酮、格列吡嗪、格列本脲等。植物胰島素也需在餐前 30 分鐘口含。有的藥品說明書中說格列本脲可飯後服用，這是錯誤的，臨床研究觀察發現，飯前服 1 片格列本脲等於飯後服 3 片的效果
餐時	刺激胰島素分泌，且分泌時間與血糖升高時間同步	瑞格列奈片（若服藥不吃飯，很容易發生低血糖）、α - 葡萄糖苷酶抑制劑阿卡波糖和伏格列波糖都宜進餐時服用。這類降血糖藥主要用於降低飯後血糖，應用餐時服用，若不進食則無降血糖作用
飯後	減輕藥物對胃腸的刺激，但不如餐時服藥效果好	凡是療效不受進食影響的藥物都可飯後服，如胰島素增敏劑藥物羅格列酮片、吡格列酮片和雙胍類藥物等，對胃腸反應不大者，雙胍類餐前服用效果更佳
睡前	控制夜間高血糖	晚 9 時測一次血糖，若大於 180 毫克／分升，則需服用格列吡嗪、格列喹酮 1 次

大醫生 告訴你

合併用藥

　　對於第二型糖尿病患者，如果單一使用口服降血糖藥治療一段時間後效果不明顯，可以採用 2 種不同作用的口服降血糖藥合併使用的方法，如果還不能有效控制血糖，也可以採用胰島素 +1～2 種口服降血糖藥聯合治療的方案。

胰島素是治療糖尿病的最佳武器

胰島素在糖尿病治療中佔有重要地位，是由人體胰島 β 細胞分泌的一種激素，主要作用是促進蛋白質和脂肪合成，同時降低血糖，能夠發揮許多有利作用。對第一型糖尿病患者而言，胰島素是用於維持生命和控制血糖的必須藥物，第二型糖尿病患者在飲食和運動控制不佳的情況下，也需要胰島素的介入來減少急慢性併發症的危險，亦是治療第二型糖尿病的有力武器。

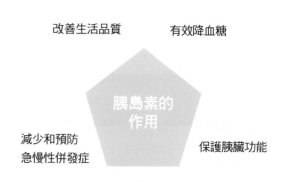

改善生活品質　　　有效降血糖

胰島素的作用

減少和預防
急慢性併發症　　　　保護胰臟功能

調節血壓
使其穩定

哪些人需要使用胰島素

糖尿病患者都存在不同程度的胰島素缺乏，有的是絕對缺乏，有的是相對缺乏。以下是使用胰島素的適應症：

❶ 糖尿病合併妊娠或妊娠糖尿病患者。

❷ 各種繼發性糖尿病（如胰腺切除、肢端肥大症、皮質醇增多症等）患者。

❸ 第一型糖尿病患者存在胰島素絕對缺乏。

❹ 第二型糖尿病患者口服降血

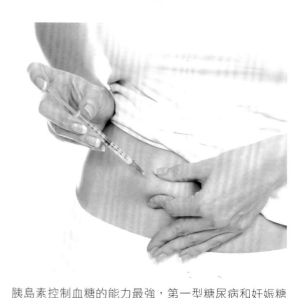

胰島素控制血糖的能力最強，第一型糖尿病和妊娠糖尿病患者只有使用胰島素才能控制血糖，第二型糖尿病患者在口服藥物控糖不佳的情況下，也應採用胰島素治療。

糖藥失效或初診時血糖過高（尤其是空腹血糖大於 200 毫克/分升的患者）。

❺ 第二型糖尿病患者出現急性併發症或嚴重慢性併發症。

❻ 第二型糖尿病患者在特殊情況下，如嚴重感染，中等以上手術、創傷等。

肥胖糖尿病患者不宜過早使用胰島素

對於肥胖、高胰島素血症的糖尿病患者，或存在胰島素抵抗的二型糖尿性患者，通常不宜過早進行胰島素治療。

尤其是肥胖者，採用胰島素治療前必須具備很好的飲食、運動治療措施為基礎，否則使用胰島素後會使進食的食物被組織儲存而致體重增加，加重胰島素抵抗對體內血管病變的影響，增加各臟器的負擔，使血糖更難控制。但對於上述族群，如果出現嚴重外傷、手術或重症感染時則必須使用胰島素治療。

如何避免使用胰島素後的發胖現象？

胰島素是體內唯一可降低血糖的激素，但某些患者使用後有體重增加的現象。第一個原因是胰島素有促進脂肪合成的作用。第二個原因是由於吃得多、消耗少所造成的。例如某些患者採用胰島素治療後便鬆懈了飲食控制與運動治療，導致體重增加。因此，病友在重視降血糖效果的同時，絕不可忽視體重的管理。

控制飲食總熱量	嚴格控制飲食，控制總熱量：不能因為使用了降血糖藥就放任飲食
適當運動	根據個人情況，每週至少持續 5 天的有氧運動，如散步、慢跑、打太極拳等
減少劑量	對於部分無口服藥物禁忌的患者，可考慮加用二甲雙胍、阿卡波糖片或胰島素增敏劑，達到減少胰島素劑量、降低體重的效果

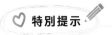 ♥ **特別提示**

胰島素的治療方案要根據病型、血糖控制情況、併發症情況、口服降血糖藥情況等綜合制定，是非常個人化的，也因個人的經濟條件等而不同。根據胰島素的分泌情況，可以分為基礎胰島素治療方案和強化胰島素治療方案兩種。

常用胰島素類型介紹

胰島素製劑有很多種類，根據胰島素作用起效的快慢、持續時間的長短，胰島素製劑可以分為六大類。

胰島素種類	代表產品	藥物特點
超短效（速效）	諾和銳、優泌樂、速秀霖	起效快（注射後 10 ～ 20 分鐘），達峰快（1 ～ 3 小時），藥效持續時間短（3 ～ 5 小時）。餐時或餐前立即注射，都可良好地控制飯後血糖，但用藥 10 分鐘內必須進食碳水化合物，否則易致低血糖
短效	胰島素、中性胰島素注射液和諾和靈 R、優泌林 R、甘舒霖 R	起效時間為 20 ～ 30 分鐘，作用高峰為 1 ～ 3 小時，持續時間約 8 小時。餐前 30 分鐘注射，主要用於控制飯後高血糖
中效	進口的諾和靈 N 和優泌林 N	平均起效時間為 1.5 小時，作用高峰為 4 ～ 12 小時，持續時間 18 ～ 24 小時。多與短效製劑配合使用。也可在臨睡前注射，主要控制夜間血糖和清晨空腹血糖
長效	精蛋白鋅胰島素，該類藥物吸收不穩定，藥效不穩定	起效時間為 3 ～ 4 小時，作用高峰為 12 ～ 20 小時，持續時間 24 ～ 26 小時。注射時間不固定，適用於空腹血糖控制欠佳的糖尿病患者
超長效	甘精胰島素、地特胰島素	每天注射一次，早晚注射都行，起效時間 1.5 小時，作用持續時間長達 22 小時，藥效平穩，無明顯的作用高峰，不容易發生低血糖
預混型	由不同比例的短效胰島素和中效胰島素混合而成，如諾和靈 30R（短效 30%，中效 70%）、諾和靈 50R（短效、中效各 50%）	起效快（30 分鐘），作用高峰為 2 ～ 8 小時，持續時間長達 16 ～ 20 小時。飯前 30 分鐘左右注射為好，可更好控制飯後血糖

如何估算胰島素的初始用量？

在飲食與運動量固定或掌握了一定規律的情況下，由醫生確定每次注射胰島素的劑量是最好的。通常剛開始使用胰島素時，應使用短效胰島素，並且要從小劑量開始使用，每 2～3 天根據血糖情況逐步調整胰島素用量。

單獨使用中效胰島素時，應該在早餐前 30～60 分鐘注射，也可以睡前使用，以更準確地控制血糖。使用中效、長效胰島素主要控制空腹血糖。

全天胰島素用量 > 40 單位時，無論短效還是長效，一定要分次注射。那麼初始劑量怎麼確定？在飲食與運動相對固定的情況下，可以根據以下的方法進行推算。

按空腹血糖估算

每天胰島素用量（單位）= [空腹血糖（毫克 / 分升）-100]× 10× 體重（公斤）× 0.6 ÷ 1000 ÷ 2

100 為血糖正常值（70 毫克 / 分升）；
× 10 換算每升體液中高於正常血糖量；
× 0.6 是全身體液量為 60％；
÷ 1000 是將血糖毫克換算為克；
÷ 2 是 2 克血糖使用 1 單位胰島素。為避免低血糖，一般實際用量為估計用量的 1/2～1/3。

按 24 小時尿糖估算

病情輕無糖尿病腎病，腎性糖尿正常者，按每 2 克尿糖給 1 單位胰島素。

按體重計算

血糖高、病情重的人，每天應按 0.5～0.8 單位 / 公斤體重；病情輕的可以按照 0.4～0.5 單位 / 公斤體重；病情重，緊迫狀態，胰島素每天用量不應超過 1.0 單位 / 公斤體重。

按 4 次尿糖估算

無糖尿病腎病，腎性糖尿基本正常，按每餐前尿糖定性「+」多少估算。一般一個「+」需 4 單位胰島素。

大醫生 告訴你

胰島素的使用強調個體化

體內影響胰島素作用的因素較多，個體差異較大，上述計算未必符合實際，故應綜合病情、血糖與尿糖情況，先給予一定的安全量，然後依病情變化逐步調整。

胰島素的使用要強調個體化原則，要根據患者的糖尿病類型、血糖升高的程度、病程、年齡、有無併發症、是否存在緊迫狀態等綜合考量，決定使用胰島素的類型、治療方案以及胰島素的起始劑量和調整速度等。

如何調整三餐前的胰島素用量？

胰島素應該在每天三餐前注射，以早餐前最多、晚餐前次之、午餐前最少的用量來分配。

因為早餐前體內拮抗胰島素的激素分泌較多，所以胰島素用量宜稍多；而一般短效胰島素作用高峰時間 2 ～ 4 小時，因此午餐前用量最小；多數患者睡前不再用胰島素，至次日早晨再用，所以晚餐前又比午餐前要用量大。如果睡前還用一次，則晚餐前要減少，而睡前的用量更少，以防夜間低血糖。

此外，應根據空腹血糖、三餐前血糖、三餐後 2 小時血糖，以及睡前血糖的變化進行調整，每次增減 2 ～ 4 單位為宜，2 ～ 3 天調整一次，但有急慢性併發症、反應過激等特殊情況時要縮短調整週期。

調整胰島素劑量時，最好不要三餐前的劑量同時調整，應該選擇飯後血糖高的一餐進行調整，如果三飯前血糖均高，則應該增加早、晚餐前的胰島素用量。

午夜或空腹血糖過高或過低

調整睡前或晚餐前的中效胰島素用量

早飯後血糖過高或過低

調整早餐前短效胰島素用量

午飯後血糖過高或過低

調整午餐前短效胰島素或早餐前中效胰島素用量

晚飯後血糖過高或過低

調整晚餐前短效胰島素用量

如何根據血糖情況調整胰島素用量？

　　降血糖藥的應用與患者的飲食密切相關，如果在未能進食的情況下使用降血糖藥，會引發低血糖，如果用餐量減少而降血糖藥的劑量不變，也容易引起低血糖。當主食攝取量不足時，要減少降血糖藥劑量，主食量恢復正常後，降血糖藥劑量恢復即可。

血糖值：毫克 / 分升	飯前胰島素增減量	其他處理
＜ 50	減少 2 ～ 3 單位	立即用餐
50 ～ 70	減少 1 ～ 2 單位	
70 ～ 130	原劑量	
130 ～ 149	加 1 單位	
149 ～ 200	加 2 單位	飲食要適當減少，例如少吃 1 個雞蛋或少喝 1 杯牛奶。胰島素注射後 30 ～ 40 分鐘再進食
200 ～ 250	加 3 單位	飲食適當減少，胰島素注射後 40 ～ 50 分鐘再進餐
250 ～ 299	加 4 ～ 6 單位	飲食適當減少
299 ～ 349	加 8 ～ 10 單位	
餐前活動量增加	減 1 ～ 2 單位	或加餐
加餐前活動量減少	加 1 ～ 2 單位	

胰島素的注射部位

注射胰島素需要在特定的部位進行，並且注射的部位不同，吸收的效果也不同。從吸收率看，腹部吸收最好，其次是上臂外側、臀部、大腿外側。

腹部：是注射胰島素最佳部位，最容易進行自我注射，同時也是胰島素吸收最快的部位，但是要注意不要在距離肚臍三指寬（約 5 公分）以外的區域注射。

上臂：上臂宜選外側皮膚（不宜選內側皮膚），皮下層較薄，必須捏起皮膚注射，不方便自我注射，可由家人或醫護人員協助注射。

大腿：大腿較適合進行自我注射，皮下層很薄，注射時需要捏起皮膚，皮下組織的胰島素吸收率為 70%，吸收速度慢。需要注意的是，大腿內側分布著較多的血管和神經，不宜注射。

臀部：臀部的皮下層最厚，吸收率低、吸收速度慢，可注射中長效胰島素。消瘦的成年人和兒童，經常以此作為注射部位。

胰島素的注射部位要經常變換

皮下注射胰島素時，一個注射區域最多可以連續注射 2 週，2 週之後就要變換位置。而且這 1～2 週內也要在同一注射區域內更換不同的注射點。如果長期在同一個部位注射，容易引起局部皮下組織吸收能力下降，影響胰島素的吸收和利用。

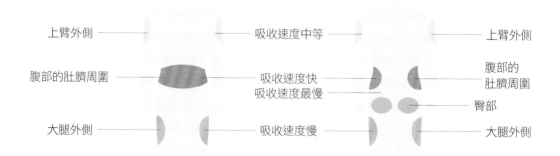

如何注射胰島素？

注射胰島素要使用專用注射器，主要有使用胰島素注射器、胰島素筆和胰島素泵三種方法。以下以胰島素筆為例，介紹注射時的注意事項。

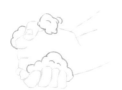

1. 注射前洗手。

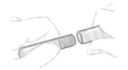

2. 拆下筆芯架。

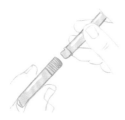

3. 將胰島素筆芯裝入筆芯架內，若為混懸液應先混勻。

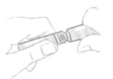

4. 組裝胰島素筆，並裝上新的針頭。

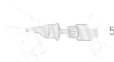

5. 安上針頭，取下針帽。

6. 注射前排氣。

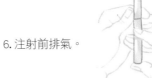

7. 拔出注射推鍵並調取注射劑量。

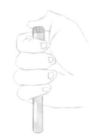

8. 實施注射，注射後停留至少 10 秒。

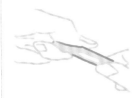

9. 取下針頭並丟到專門盛放尖銳物的容器中。

大醫生 告訴你

胰島素治療方案

胰島素的替代治療：基本或完全依靠外源性胰島素替代來維持血糖代謝，主要適用第一型糖尿病。

胰島素補充治療：透過補充胰島素使血糖得到良好控制，主要適用第二型糖尿病。

胰島素強化治療：指在飲食和運動的基礎上，透過每天注射 3 ～ 4 次不同劑型的胰島素而控制血糖。

如何避免因注射胰島素引起的病菌感染？

　　注射胰島素時需將注射器刺入皮膚，操作時要特別注意，以防病菌進入人體引起感染。

　　為避免感染，須保持皮膚清潔，以 75％的酒精擦拭皮膚，不能使用碘酒等含碘的消毒劑。消毒時要從中心向四周擦拭，必要時可以消毒兩遍以

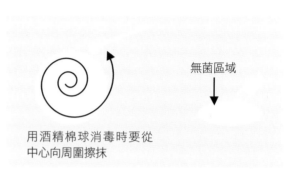

無菌區域

用酒精棉球消毒時要從
中心向周圍擦抹

上。同時不要用未消毒的手或其他物品觸碰已消毒過的皮膚區域。

如何應對注射胰島素引起的低血糖反應？

　　胰島素治療過程中，低血糖是最常見的不良反應，但是不必慌張，只要掌握了相應的方法，萬一發生低血糖也能正確應變。

　　糖尿病患者本人以及患者家屬要及時採取救治措施。首先要明確的是，注射胰島素期間也需要按時進餐，以防低血糖發生。一旦發生低血糖，應及時加餐，進食含糖食物或喝糖水，如果不能緩解，可以靜脈注射 50%的葡萄糖注射液 20 ～ 40 毫升。

　　如果低血糖經過加餐已經緩解，下次用餐時仍然需要注射胰島素，可以適當減少胰島素用量，並注意監測血糖值。

注射胰島素的
劑量過多

注射胰島素後
進食過少或進食
時間延遲了

**低血糖反應
的發生原因**

注射胰島素
期間運動量
過大

注射胰島素
期間過量
或空腹飲酒

大醫生 告訴你

使用胰島素會形成依賴嗎？

　　胰島素治療只是一種方法，一旦血糖降到合理的範圍內，就可改用口服降血糖藥治療。而適時補充外源性胰島素，有時還可以使胰島得到休息，也可讓患者自身的胰島繼續發揮作用。

第五方法：病情監測

病情監測是控制糖尿病的重要方法

就目前的醫療技術而言，糖尿病還未發現有效根治的方法。根據實證醫學的觀點，對於糖尿病等不可逆的疾病，治療目的就是要取得最佳的預後終點 —— 即最好的結果。治療糖尿病最好的結果就是血糖得到有效控制，不發生急性或慢性併發症，不因糖尿病併發症而殘疾或早亡，使患者能正常生活、工作。

那麼，如何才能達到這個最佳的預後終點呢？醫界透過大量的臨床研究選出一些指標，只要患者經常對相關指標進行監測，就可能控制病情，獲得最佳的預後終點。這些相關指標至少包括：體重、血糖、血壓、血脂、血液黏稠度、尿液常規、尿白蛋白等。

病情監測的重要性

很多患者特別是一些中年患者，工作忙，壓力大，或因為其他特殊原因，在糖尿病早期還沒有明顯併發症時很少重視，不注重病情監測，沒有很好的運動計畫和飲食方案，再加上不按時用藥，導致發生嚴重併發症時，後悔已經太遲了。對糖尿病患者來說，控制病情的有效手段就是經常監測，同時也鼓勵患者進行自我監測。

空腹血糖	8 小時以上沒有進食，早餐前測得的血糖值。
飯後2 小時血糖	從用餐第一口計時間，進食後 2 小時測得的血糖值。
飯前血糖	已用餐，到下一次用餐前胃已排空時的血糖，稱為飯前血糖。
睡前血糖	每晚臨睡前所測得的血糖值

主要監測哪幾項

糖尿病患者的病情監測到底如何進行呢？我們認為，患者至少應做以下幾項化驗和檢查：

血糖

主要包括空腹血糖、飯後 2 小時血糖、飯前血糖和睡前血糖。透過了解血糖值，以決定用藥、飲食調整等。

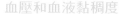

尿液常規

除了解尿糖情況外，還可檢測有沒有尿酮體、尿蛋白，以利於臨床分型和對酮症的篩檢，此外還可了解是否存在泌尿系統感染的情況。定期監測尿微量白蛋白，對於早期糖尿病腎病的篩查具重要意義。

肝、腎功能

定期監測肝腎功能，不僅可了解肝臟和腎臟的情況，還能為患者用藥提供依據。如果肝腎功能出現衰退情況，部分藥物就必須需配合減少劑量；如果問題較嚴重，有些口服降血糖藥則不宜使用。

血液生化指標

檢測存在於血液中的各種離子、醣類、脂類、蛋白質，以及各種酶、激素和身體的多種代謝產物的含量，稱為血液生化檢查。主要是監測血脂情況，如有異常，可適當使用調脂藥物。

血壓和血液黏稠度

高血糖、高血壓、高血脂和血液黏高稠度是威脅糖尿病患者的四大無形殺手，如果病情控制不佳，這幾種情況就有可能合併出現，因此，定期監測血壓、了解血液流變情況，對於預防糖尿病高血壓、心腦血管病變等併發症相當重要。

身高和體重

定期測量身高和體重有助於了解患者的基礎狀況，進而指導選擇用藥種類。定期測量的數值可作為長期的基礎資料，以備日後對比使用。

眼功能

糖尿病視網膜病變早期沒有症狀，而一旦發生幾乎是不可逆的，沒有良好的控制方法。因此，眼功能檢查顯得尤為重要。即使眼功能狀況良好，沒有病變，也可以留下初始資料，以供日後需用。

如何自測血糖

自測血糖是糖尿病患者自我管理的重要環節，如果只是偶爾到醫院檢查血糖，只能呈現當時的情況，而其他時間的血糖情況則不得而知。因此，患者最好自備血糖機進行自我監測，及時全面地掌握自己的血糖控制情況，為用藥、日常飲食、運動等提供依據。

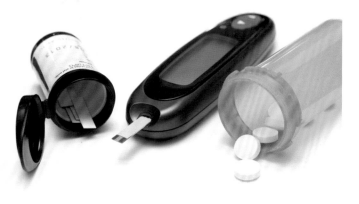

選購合適的血糖機

① 看準確度。血糖機能否準確地顯示血糖值。顯示數值應與同時去醫院靜脈抽血的測試值相近，不可相差太懸殊，以免影響血糖監測，對病情造成不利的影響。

② 操作是否簡便，是否有圖像可指導操作。

③ 看試紙。其一，因不同廠家生產的血糖機只與自家的試紙相配套，各廠家的血糖機和試紙互不通用，所以要購買可補充試紙的血糖機。其二，試紙對檢測結果的影響最為關鍵，絕大部分的檢測誤差都是由試紙的變質所引起，因此最好選購有效期較長而且單獨包裝的試紙。

④ 最好選擇有記憶功能的血糖機，以便將測定的血糖值儲存起來。

⑤ 看機器的性能。例如採血針使用是否便利、需血量多寡、機器讀數的時間、顯示螢幕的大小與清晰度，電池更換及校正是否方便等等。

正確使用血糖機

① 詳細閱讀使用說明書，熟練掌握血糖機的操作步驟，養成良好的操作習慣。

② 了解血糖機測定的指尖血糖結果與在醫院測定的靜脈血糖結果之間的差異。指尖血糖用的是全血，而靜脈血糖用的是血漿。一般而言，在醫院驗靜脈血糖更精準，但是不方便，取得的檢測結果也夠不及時。雖然這兩種方法測定的結果多半不一致，但除了某些造成兩種方法所測血糖差異過大、超過 18 毫克 / 分升的特殊情況之外，一般來說，用血糖機在家監測血糖已經足夠。但如果誤差超過 18 毫克 / 分升，則說明血糖機有問題、測值不準確，需要進行校正或維修。

③ 每次檢測前，應確保血糖機運作正常（如檢查電量是否充足），檢查試紙型號是否與儀器相符，試紙是否過期或變質。

④ 注意正確的採血方法和時間。手指採血量太少，測定結果會不準確。針扎得太淺而出血量少時，不要用力擠壓，因為擠出來的血漿會影響結果的準確性。酒精消毒手指後，要等酒精完全揮發後再採血，否則酒精會稀釋血液，使測試結果偏低。

⑤ 定期對血糖機進行校正，檢查血糖機的準確性。

正確採集指尖血

❶ 首先消毒採血的手指，方法有兩種：一、用酒精消毒（注意不要使用碘酒消毒），消毒後要等採血部位乾燥再採血。二、用肥皂水清洗手指，擦乾雙手，等手指晾乾後再採血。

❷ 將要採血的手臂垂下 10 ～ 15 秒。在重力作用下血液較集中在手指尖處，採血會比較順利，獲得飽滿的圓形血滴。

❸ 選擇手指兩側部分採血可減輕疼痛；每次採血勿在同一部位，以免潰爛。

❹ 將採血筆固定在手指採血部位，按下採血筆按鈕。

❺ 鬆開採血的手指，輕擠足夠的血慢慢滴在試紙條的反應端。

❻ 儀器倒計數後，從血糖機上讀出血糖值，並記錄檢測時間和血糖值。

多時點測血糖

一天多次的血糖監測更能準確反映血糖變化的全貌，只根據一次血糖監測結果調整治療，往往會出現偏差，因此，理想的自我血糖監測應是每天多時點測定血糖。

監測模式	代表	藥物特點
一天監測 7 次血糖	三餐前、三餐後 2 小時、睡前的血糖	無論是口服降血糖藥，還是用胰島素治療的患者，在未能了解自己全天血糖變化時，一般需要在一天內連續監測血糖，以便為選擇和調整降血糖藥提供依據
一天監測 4 次血糖	兩種選擇：三餐前加睡前，早餐前空腹加三餐後 2 小時血糖	當血糖未達標時，一天監測 4 次血糖，在調整治療時最常用。血糖總體控制差者，先選擇每天測定三餐前加晚睡前血糖，把基礎血糖控制好後再調整藥量，降低飯後血糖，故後期可選用每天早餐前加三餐後 2 小時血糖。對於以飯後血糖升高為特點的患者以選擇測定早餐前加三餐後 2 小時血糖為主。對血糖控制不達標的患者，每天測 4 次血糖，根據血糖變化特點選擇不同測定模式，直到控制達標
一天監測 2 次血糖	多種選擇：早晚餐前，早餐前後 2 小時，午餐前後 2 小時，晚餐前後 2 小時的血糖	適用於血糖控制達標且較穩定的糖尿病患者。可根據平時生活變化情況交替選擇不同時點測定血糖，一般用胰島素治療的患者測定頻率（每週至少 6 次，幾乎每天 1 次）要高於口服降血糖藥（每週至少 3 次，幾乎每兩天 1 次）的患者
隨機監測血糖	不定時，不定次數	適用於任何糖尿病患者在發生特殊情況，或有異常症狀時

糖尿病特殊族群的調養

兒童糖尿病

一般人普遍認為糖尿病是成年人的「專利」，但實際上兒童糖尿病的發病率並不低，甚至剛分娩出的新生兒也會罹患糖尿病。遺傳、環境、免疫、肥胖等因素被公認與糖尿病發病密切相關。兒童糖尿病中，大多數為第一型糖尿病，「三多一少」症狀明顯，往往起病急，一般在病後1週～3個月即可被診斷。患者可能存在發育不良的情況。那麼，兒童糖尿病該如何調養呢？

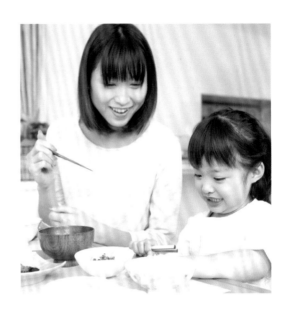

飲食調養

因兒童處於生長發育階段，對飲食的控制不能太嚴，應確保充足的營養，三大營養素攝取比例為：碳水化合物55～60％，蛋白質15～20％，脂肪20～25％。碳水化合物宜選用升糖指數低的食物，如玉米麵、蕎麥麵、裸麥麵等。適當限制飽和脂肪酸的攝取量，如動物脂肪。

需要注意的是蛋白質的攝取，年齡越小相對需求量越多。＜3歲，每天2克/公斤體重；2～10歲，每天1克/公斤體重；青春期，每天0.8～0.9克/公斤體重。其中1/3～1/2來自植物蛋白，1/2～2/3來自動物蛋白。

此外，還應注重維生素及鉀、鎂、鈣、鉻、鋅等礦物質元素的補充，因此，兒童糖尿病患者食譜應多樣化。對患兒的一些小要求不用太苛刻，只要控制在總熱量以內，什麼都可以嚐一嚐。

兒童飲食控制需要成人監督指導

由於兒童的自我控制能力較差，因此需要成年人監督，不能允許任意進食，尤其是不能和其他兒童一樣吃很多零食，以免造成胰島素用量不易控制；應加強糖尿病教育，使其了解

不能任意食用糖果、糕點等食物。

兒童通常活潑好動，進行飲食控制時更易產生飢餓感，這時應注意調整飲食習慣和胰島素的應用時間，例如採取少量多餐，也可從三餐的主食中減去一部分，在睡前或三餐間加餐，以防止低血糖狀況出現。澱粉含量高的食物如馬鈴薯、芋頭、粉絲等原則上不吃，如有食用則應減去部分主食。

宜選擇有氧運動

大部分的有氧運動均適合兒童及青少年糖尿病患者。所謂有氧運動，就是在整個運動過程中，人體吸入的氧氣和人體所需要的氧氣量基本相等，也就是吸入的氧氣量得以滿足人體內氧氣的消耗量，沒有缺氧的情況。適合兒童糖尿病患者的有氧運動有：慢跑、游泳、騎自行車、步行、爬山、健身操等。

運動注意事項

❶ 參加撞擊或舉重等運動前應進行心臟檢查及眼科評估。

❷ 要有熟知低血糖診斷、有治療經驗的成人陪同，可隨身準備一些糖果。如有意外發生，必要時立即送醫。

❸ 兒童的自制力較差，在運動時間的控制上需成人加以約束與指導，避免在運動過程中過於興奮、時間過長、總量過大，導致低血糖情況發生。

藥物治療

兒童第一型糖尿病主要是應用胰島素治療，胰島素給藥法須結合年齡、病程、生活方式、控制目標等加以選擇。兒童第二型糖尿病患者在改變生活方式、控制飲食、增加運動後仍不能控制血糖時，可用口服降血糖藥或胰島素治療。目前，FDA（美國食品藥品監督管理局）批准二甲雙胍可用於 10 歲以上兒童患者，格列美脲用於 12 歲以上青少年患者。多數情況下，尤其是對於肥胖兒童，二甲雙胍為首選。

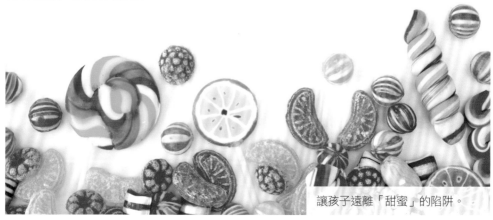

讓孩子遠離「甜蜜」的陷阱。

老年糖尿病

糖尿病是老年人的常見病和多發病，發病不典型，大多在健檢時發現；並且容易誘發併發症，多數是診治糖尿病併發症時發現的。老年糖尿病以第二型糖尿病較為常見。

飲食調養

確保三大營養素

老年糖尿病患者三大營養素攝取比例為：碳水化合物 60 ～ 65％，蛋白質 15 ～ 20 ％，脂肪 20 ～ 25 ％。碳水化合物宜選用升糖指數低的食物，如玉米麵、蕎麥麵、裸麥麵等。蛋白質盡量選乳製品、豆製品、魚類等含優質蛋白質的食物。盡可能選擇如牛瘦肉、豬瘦肉、羊肉、淡水魚、去皮禽肉等低脂肉類。

注重補充維生素 B_6

此外，老年糖尿病患者應注重補充維生素 B_6，即吡多醇。維生素 B_6 對色胺酸代謝有調節作用，而糖尿病患者往往存在色胺酸代謝異常，且對於合併有神經病變的患者，補充維生素 B_6 好處多多。維生素 B_6 的食物來源主要有酵母、瘦肉及穀物、高麗菜等。

定時定量、細嚼慢嚥

老年人的消化功能差，飲食要定時定量，確保腸胃正常運轉，以免損傷。切忌暴飲暴食，每餐以七八分飽為好，不可在臨睡前隨意吃東西。

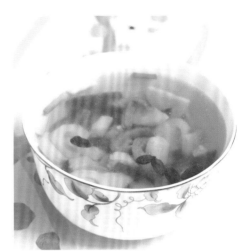

白肉屬於高蛋白質、低脂肪、少膽固醇的肉類，而且容易消化吸收，非常適合老年人。

大醫生 告訴你

養成好的飲食習慣

用餐環境宜清潔、安靜，進餐時心情要舒暢；忌在喧鬧的環境中吃飯，忌帶著壞情緒吃「氣飯」。

食物一定要燒熟煮透，切忌半生不熟。適當多飲水，限制飲酒。

少量多餐，主副食品種要多樣化

老年糖尿病患者對低血糖的耐受力較差，每天要少量多餐，可以一天吃 4 ～ 5 頓飯。主副食要適當搭配，千萬不能為了省事或省錢而胡亂應付。

清淡飲食

要以清淡的蔬食為主，忌多吃肥甘厚味的食物。多吃素，少吃葷。宜食用低熱量、低脂肪、低鹽和高膳食纖維的食物。食鹽量每天不超過 5 克。

宜選擇和緩的運動方式

老年患者大多體質差，併發症多，因此宜選擇散步、打太極拳等和緩的運動方式。

老年糖尿病患者往往大腦的反應能力和肌肉的支撐力量都較衰弱，因此散步過程一定要注意保持平衡。

身體虛弱的老年人散步：可以將兩隻手臂大幅度甩開，步伐邁得大一些，能發揮活動全身的效果。

肥胖的老年人散步：可以每次時間長一些，例如每天散步 2 次，每次 1 小時，以促進多餘脂肪的燃燒，達到減重效果。

伴有高血壓的老年人散步：要以慢速、中速為好，全腳掌著地，昂首挺胸，散步時間也最好選擇在晚飯前，不宜在早晨。

伴有冠心病的老年人散步：速度一定要慢，以免引起心律失常。

藥物治療

口服降血糖藥應從小劑量開始，並且選用作用時間短，對肝、腎功能影響小的藥物。在同時服用下列增加磺醯尿素類降血糖藥降糖作用的藥物時，注意發生低血糖，如磺胺類藥物、青黴素、消炎痛、心得安、胺茶鹼、利血平等。雙胍類藥物降糖靈容易引起乳酸中毒，不宜使用；老年患者腎功能減退者最好不用。

由於身體原因，老年糖尿病患者最好使用劑量比成年人少 1/3 ～ 1/5。老年糖尿病患者切不可自行加大使用劑量，須嚴格遵照醫囑。

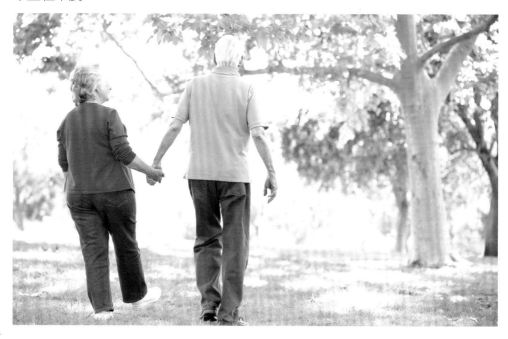

妊娠糖尿病

妊娠前糖代謝正常或有潛在葡萄糖耐受度受損，妊娠期才出現糖尿病，稱為妊娠糖尿病。妊娠糖尿病患者糖代謝多數於產後能恢復正常，但日後患第二型糖尿病的機會將大大增加。糖尿病孕婦的臨床經過複雜，對母胎均有較大危害，必須特別重視。在妊娠期，孕婦須將血糖控制在最佳水準。胎兒的重要器官大多在妊娠期的前 6 ～ 8 週內已經發育完成。可以採用胰島素治療。

妊娠期血糖控制目標	
時間	血糖 [毫克 / 分升]
餐前	60 ～ 105
飯後 1 小時	110 ～ 130
飯後 2 小時	90 ～ 120
午夜（2 ～ 3 點）	60 ～ 120

注意：血糖控制不加的孕婦，每天最好監測 7 次以上血糖值。三餐前及三餐後 2 小時各監測 1 次，睡覺前監測 1 次；可在午夜 2 點左右再監測 1 次。

飲食調養

三大營養素攝取要充分

碳水化合物	蛋白質	脂肪
300 克～ 400 克 / 天	1.5 ～ 2.0 克優質蛋白質 / 公斤體重	50 克 / 天
盡量選擇膳食纖維含量較高的主食，如用糙米飯或五穀飯取代白米飯，用全穀類麵包取代饅頭、花卷等	盡量選乳製品、豆製品、魚類等含優質蛋白質的食物	盡可能選擇如牛瘦肉、豬瘦肉、羊肉、淡水魚、海產品、去皮禽肉等低脂肉類

需要著重補充的營養素

營養素	食物來源	功能
葉酸	綠葉蔬菜，如菠菜、高麗菜，豆類，動物肝臟，柳丁	促進胎兒大腦生長發育
維生素 D	牛奶，魚肝油	促進胎兒骨骼發育
鈣	牛奶，每天確保 1200 毫克攝取	對胎兒骨骼發育有重要作用
鐵	瘦肉，動物內臟及動物血	促進造血，可以使胎兒儲存更多的鐵，在出生後維持自身造血的需要

低鹽少油

飲食應低鹽，否則易引起水腫，同時高血壓患者要嚴格限制鹽的攝取量。烹調用油以植物油為主，少吃煎炸食物及肉皮、肥肉等食物。

早餐澱粉含量要低

由於妊娠糖尿病患者早晨的血糖值較高，因此早餐的澱粉含量必須低一些，忌吃粥等長時間熬煮的食物。

少量多餐

患者由於妊娠原因，對營養需求較大，很容易產生飢餓感。即使如此，正餐也不可一次進食過多。患者少量多餐，每天 5～6 餐，睡前加餐。

禁菸禁酒

嚴格禁止妊娠糖尿病患者吸菸及飲用酒精飲料，否則會影響胎兒智力，也不利於控制糖尿病病情。

運動有講究

妊娠糖尿病患者盡量選擇散步、緩慢的游泳、打太極拳等舒緩的運動。切記不能進行劇烈刺激的運動，如跑步、球類、伏地挺身、滑雪等。運動應以上肢運動為主，可有少量不負重的下肢運動，使用健身專用的腳踏車進行下肢運動也可以。

控制體重增加速度

妊娠期體重增加不應超過 9～11 公斤，體重的增加在前 3 個月不宜超過 1～2 公斤，之後每週增加 350 克為宜。

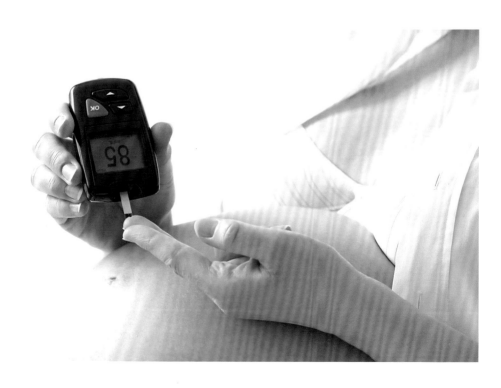

Chapter 4

第三個「五」
遠離併發症的五項達標

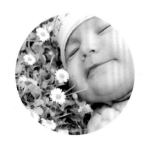
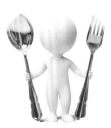
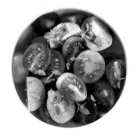

第一達標：體重達標，避免肥胖

肥胖會加重胰島素抵抗

　　肥胖是發生第二型糖尿病的重要危險因素之一，第二型糖尿病患者中有 80% 是肥胖者。對糖尿病患者來說，體重能否得到滿意控制，直接決定了血糖的控制結果。

　　肥胖其實就是胰島素抵抗和糖代謝異常的重要誘因。我們都知道，糖尿病患者的胰臟功能受損、衰退，甚至喪失作用，身體的糖代謝發生了紊亂，而肥胖患者體內有高熱量蓄積，無法代謝，更會加重原本的紊亂狀態，使血糖極易升高。如果長期如此，患者體內胰島素抵抗的病理狀態就會變得益發嚴重。

BMI 別超過 24

　　BMI 是用來判斷消瘦或肥胖的參考數值。以下提供 BMI 的評定標準表，可以此作為參考，判斷自己是否肥胖，並調整飲食，控制體重。

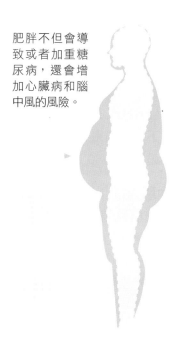

肥胖不但會導致或者加重糖尿病，還會增加心臟病和腦中風的風險。

BMI 的評定標準表

我國	國際 WHO
＜ 18.5，低體重	＜ 18.5，低體重
18.5 ～ 23.9，正常	18.5 ～ 24，正常
24 ～ 26.9，超重	≥25，超重
27 ～ 29.9，輕度肥胖	25 ～ 29，肥胖前狀態
30 ～ 34.9，中度肥胖	30 ～ 34，一級肥胖
≥35，重度肥胖	35 ～ 39，二級肥胖
	≥40，三級肥胖

小知識

體重並不是越低越好

　　控制體重、避免肥胖，是預防與控制糖尿病的關鍵，但體重並非越低越好。雖然體重過低或消瘦的病友，出現併發症的危險性相對低一些，但如果伴有其他疾病，則危險性仍會增加，而且體重過低、過於瘦弱，抵抗力也會較差，很容易感染其他疾病。因此，控制體重不能矯枉過正，尤其老年人更應注意。

防止肥胖該如何均衡飲食

　　肥胖是第二型糖尿病最重要的誘發因素，持續時間越長，危險性越高；肥胖程度越嚴重，糖尿病患病率越高。因此，減肥對於控制糖尿病相當重要。肥胖的糖尿病患者在初期的飲食控制階段可能經常會有飢餓感，適應一段時間後，飢餓感會逐漸消失，不能半途而廢。那麼，肥胖的糖尿病患者如何做到均衡飲食呢？

1 主食須適量

主食即富含碳水化合物的食物，如白米、麵粉等。每天主食量不超過 200 克。可重點選擇玉米、蕎麥等富含膳食纖維的粗糧為主食，如此可延緩飯後血糖上升。

2 低熱量的蔬菜

小黃瓜、番茄、青椒等低熱量蔬菜可以幫助糖尿病患者緩解飢餓感，每天食用量以 300 ～ 500 克為宜。

3 脂肪攝取須嚴格控制

每天脂肪的攝取量以佔總熱量的 10% 為宜，必須嚴格控制在 20% 以下。

4 蛋白質攝取要適量

每天蛋白質以 1 克 / 公斤體重的量供給，盡量選擇含優質蛋白質的食物，如蛋類、奶類、豆類、精瘦肉、魚肉、去皮禽肉。

5 食用油攝取要節制

食用油每天攝取量在 25 克之內。烹調用油應當選擇植物油，不吃煎炸類食物。

6 少量多餐

按時吃早中晚三餐，加餐時間可選擇上午 9 ～ 10 時、下午 3 ～ 4 時和晚睡前 1 小時。

- - → 補充維生素 B 群和膳食纖維

粗雜糧

小黃瓜

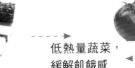

低熱量蔬菜，緩解飢餓感

番茄

第四達標：血脂達標，預防大血管病變

預防高血脂症，減少糖尿病血管病變發生

血脂是人體血漿中的脂類化合物，包括三酸甘油脂、膽固醇、磷脂和游離脂肪酸的總稱。這些物質大多不溶於水，在血液中會與蛋白結合，形成脂蛋白。

高血脂症，不可不防

高血脂症會引起動脈粥狀硬化，進而導致發生冠心病和腦血管意外，是威脅糖尿病患者健康的主要危險因素。有研究指出，高血脂症、高血壓、吸菸是導致糖尿病患者發生大血管病變的三個主要危險因素。而且近年來大量的醫學研究顯示，高血脂症不僅會影響血管，還會損傷人體其他組織和器官。三酸甘油脂和游離脂肪酸沉積在肝臟內會造成脂肪肝，沉積在胰臟會引起毒性而逐漸破壞胰臟功能。因此，糖尿病患者應積極預防和治療高血脂症，這對減少血管併發症（特別是大血管併發症）、維持現有的胰臟功能至關重要。

血脂多少算達標

血脂穩定的標準

糖尿病患者的血脂標準和正常人不一樣。糖尿病患者的總膽固醇、三酸甘油脂、低密度脂蛋白膽固醇比正常人要低，而高密度脂蛋白膽固醇要高一些。

	正常人的血脂達標標準			糖尿病患者達標標準
	正常理想值	邊緣性高值	高值	
總膽固醇（毫克／分升）	< 200	200～239	≥240	< 160
三酸甘油脂（毫克／分升）	< 150	150～199	≥200～499	< 150
低密度脂蛋白膽固醇	< 130	130～159	≥160	< 100
高密度脂蛋白膽固醇（毫克／分升）	男性 > 40 女性 > 50		< 40	男性 > 40 女性 > 50

調血脂主要靠飲食和運動

血脂的來源有兩個途徑：一是源自於我們所吃的食物，二是源自於人體內自行合成。而血脂的調節主要依靠飲食和運動兩個方法。

多吃富含不飽和脂肪酸的食物

不飽和脂肪酸是人體必需的脂肪酸，當體內不飽和脂肪酸不足時，就會增加第二型糖尿病的發病風險，還容易導致動脈粥狀硬化。身體本身無法合成不飽和脂肪酸，必須透過食物來補充，橄欖油、堅果類、魚類等食物均富含不飽和脂肪酸。

富含飽和脂肪酸的食物要盡量少吃，飽和脂肪酸容易導致發胖、血脂升高，會形成血管血栓，對糖尿病的控制極為不利。常見食物中，牛、羊、豬等動物的油脂及奶油中

的飽和脂肪酸含量較多。

遠離高膽固醇食物

糖尿病併發高血脂症患者，每天攝取的膽固醇要少於 300 毫克，動脈粥狀硬化患者每天不宜超過 200 毫克。動物內臟、油脂、蛋黃及干貝、魷魚、蟹黃等海產，一定要少吃！

膳食纖維攝取量每天不低於 25 克

膳食纖維是基本營養素之一，可幫助吸收腸道內多餘的三酸甘油脂、膽固醇、糖分，加以排出體外，是糖尿病併發高血脂症患者的好朋友。日常飲食中可適當增加膳食纖維的攝取量，每天不宜低於 25 克。可以透過增加粗糧、蔬果來補充，如洋蔥、高麗菜、豆類、青花菜、聖女番茄、柚子等。

常見的高膽固醇食物

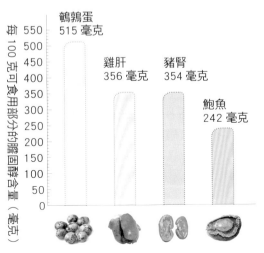

每 100 克可食用部分的膽固醇含量（毫克）

- 鵪鶉蛋 515 毫克
- 雞肝 356 毫克
- 豬腎 354 毫克
- 鮑魚 242 毫克

常見的高膳食纖維食物

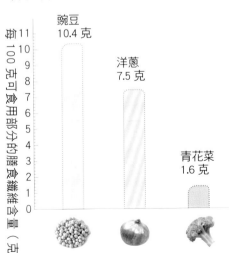

每 100 克可食用部分的膳食纖維含量（克）

- 豌豆 10.4 克
- 洋蔥 7.5 克
- 青花菜 1.6 克

主食吃得好，不餓也不暈

主食粗一點、雜一點

對糖尿病患者來說，碳水化合物的種類和數量，對於飯後血糖的控制甚為關鍵，吃對主食其實就相當於控制好一半的血糖。

主食粗一點

粗糧含有豐富的膳食纖維，可延長碳水化合物的分解時間，延遲糖分在小腸裡的吸收，延緩飯後血糖升高，還可以補充維生素 B 群和礦物質。所以，主食除了精製白米麵，還應加上全穀類，盡量吃多粗食。可多吃如燕麥片、玉米、小米、糙米、蕎麥麵等。

主食雜一點

糖尿病患者比常人更需要維生素，若缺乏維生素，容易加重周圍神經功能障礙。雜糧中的維生素和礦物質含量較高，且每一種雜糧都含有不同的營養素，因此，除了每天吃雜糧外，還要經常變換種類，攝取多種營養。在烹調時，可在白米中加入小米、玉米粒等做成雜糧飯，不但能延緩血糖升高，還能增加維生素的攝取。

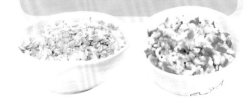

每天吃多少主食

主食富含碳水化合物，如果碳水化合物攝取過量，會使血糖升高，進而增加胰臟負擔；碳水化合物攝取太少，容易引起脂肪過度分解，導致酮酸中毒。糖尿病初期每天宜攝取主食 200～300 克，接下來可根據尿糖、血糖和用藥情況加以調整，重體力勞動者每天主食量控制在 400～500 克，中等體力勞動者為 300～400 克，輕體力勞動者為 250～300 克，極輕體力勞動包括臥床休息者為 200～250 克。此外，糖尿病患者應注意控制蔗糖、蜂蜜、麥芽糖等純糖製品的攝取量。

不同熱量需求者每天主食攝取量

總熱量 （大卡）	主食量範圍（克） （糖類供熱比 56%～60%）
1500	210～230
1600	230～250
1700	250～270
1800	270～290
1900	290～310
2000	310～330
2100	325～350

均衡主食，聰明加餐

糖尿病患者不宜暴飲暴食，每餐吃七八分飽，通常兩餐之間會有飢餓感，這時就需要加餐。但要注意，加餐並非加量，而是將三次正餐中的主食攝取比例相對減少作為加餐，如此既可以預防低血糖，又可防止飯後高血糖，有利血糖的平穩。加餐一般宜選擇番茄、小黃瓜等蔬果，或牛奶、無糖優格和豆製品，不要選擇碳水化合物類食物，避免引起血糖波動。

粗細結合，飯後血糖更平穩

想避免飯後血糖飆升，最簡單的方法是食用主食時注意搭配，確保主食食材的多樣化，做到粗細互補，不僅有利糖尿病的治療，還有助於預防併發症。

「粗細結合」這樣做

· 豆類是法寶。豆類富含植物蛋白、維生素、礦物質和膳食纖維。可與白米混合做成豆飯、豆粥、八寶粥；磨豆漿時可多用幾種豆子。

· 雜糧麵粉做麵點，營養豐富口感好。可將小米粉、玉米粉、黃豆粉按 2：2：1 比例做成雜糧饅頭，或將 70% 玉米粉與 30% 黃豆粉搭配。

· 搭配顏色，好看又營養。例如：加入綠色豌豆、黃色玉米粒、橙色胡蘿蔔，既賞心悅目又提供了維生素，有利於預防糖尿病合併眼疾；紫米、黑米、紅米與白米搭配食用，能提供大量花青素類抗氧化成分，可預防糖尿病合併心血管疾病。

「粗細結合」要注意

· 雜糧不易煮熟，需提前泡水。部分雜糧如大麥、薏仁、紫米、黑米及各種豆類較難熟透，最好提前將其洗淨、浸泡，以便烹煮時能與米同時熟。

· 糧食種類盡量豐富，可與蛋白質互補。如煮飯時加小米、糙米、燕麥或雜豆；煮白粥時加燕麥片；磨豆漿時加紫米；做煎餅時加全麥粉或豆類雜糧粉等。

· 早中晚三餐粗糧應有所區別，例如早上打雜糧豆漿，中午煮雜糧飯，晚上可以熬一點雜糧和豆類為主的八寶粥。

可以代替主食的根莖類

馬鈴薯、番薯、芋頭等根莖類，富含澱粉和膳食纖維，既能產生飽足感，還能延緩血糖升高速度，所以可和主食交換著吃。

主食乾一點，血糖上升慢

　　研究證明，米粒的完整性越好，消化速度越慢，血糖上升亦隨之越慢。通常米飯煮熟後還能保持完整的顆粒，但長時間熬煮的粥，米粒已經開花，升糖指數比乾飯高得多，因此主食宜乾，血糖更易穩定。

如何煮粥、喝粥對血糖影響小

　　與米飯、饅頭相比，粥的糊化程度高，升糖指數比乾飯高，但糖尿病患者並非完全不能喝粥，只要注意煮粥、喝粥的方法，就不會引起血糖大幅波動。喝對粥不僅可增加膳食纖維，也可使血糖降低，只需把握好以下幾個原則即可：

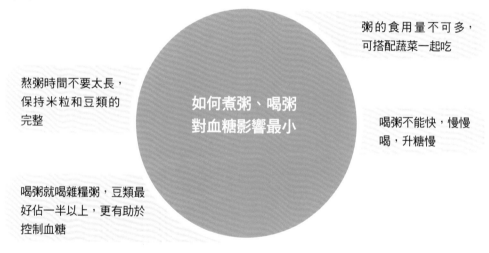

粥的食用量不可多，可搭配蔬菜一起吃

熬粥時間不要太長，保持米粒和豆類的完整

如何煮粥、喝粥對血糖影響最小

喝粥不能快，慢慢喝，升糖慢

喝粥就喝雜糧粥，豆類最好佔一半以上，更有助於控制血糖

主食放涼再吃，更有助控制血糖

　　作為主食的麵條、米飯、饅頭、薯類等，一直在餐桌上佔據主要的位置，其含有的澱粉消化速度很快，飯後迅速升高血糖。若要想有效控制血糖升高，可將這些食物放至口感微溫再食用。

　　這是因為澱粉分為直鏈澱粉（糖澱粉）、支鏈澱粉（膠澱粉）和抗性澱粉三大類。其中，抗性澱粉在體內的消化速度最慢，其大多「穿腸而過」，帶來的熱量極少。而研究證明，冷卻的方法正好可以促使食物產生更多的抗性澱粉，進而達到減慢消化的目的。

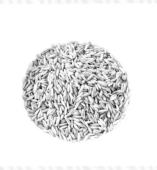

燕麥

抑制餐後血糖上升過快

性味歸經 ⊙ 性平，味甘，歸脾、胃、肝經
熱　　量 ⊙ 337 大卡
建議攝取 ⊙ 40 克／天

對糖尿病的好處

　　燕麥中含有 β- 葡聚糖，這是一種水溶性膳食纖維，能加快碳水化合物在吸收利用過程中的轉運速度和效率，保持飯後血糖穩定，同時對糖尿病併發的肝腎組織病變有良好的修復作用。

對併發症的好處

　　燕麥富含的不飽和脂肪酸和維生素 E 等，可以降低血液中膽固醇與三酸甘油脂的含量，預防動脈粥狀硬化、高血壓、冠心病。此外，燕麥富含膳食纖維，能潤腸通便，防止便祕。

怎麼吃最好

　　燕麥麩中 β- 葡聚糖含量很高，但帶著這層麩皮的整粒燕麥不易煮熟，因此可以選擇去除麩皮的燕麥米。燕麥麩單獨食用對控制血糖也有很好的效果，可在製作麵食時加一點或灑在麵糰表面，也可用於煮粥。

食用 宜忌

燕麥中植酸含量高，食用過量會影響腸道吸收鈣、鐵等礦物質，因此每天食用量不宜超過 40 克。

燕麥飯

材料▶ 白米 50 克，燕麥 25 克。

做法
[1] 將燕麥淘洗乾淨，浸泡一晚；白米淘洗乾淨。
[2] 將燕麥和白米放入電鍋中，加入適量清水，按下煮飯鍵，待米飯煮熟後再燜 10 分鐘即可。

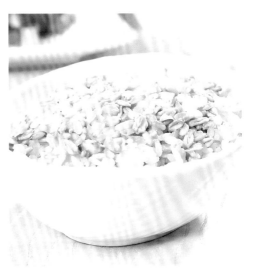

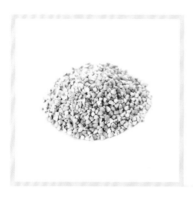

蕎麥
調節胰島素活性

性味歸經 ⊙ 性寒，味甘，微酸，歸脾、胃、大腸經
熱　　量 ⊙ 337 大卡
建議攝取 ⊙ 60 克／天

對糖尿病的好處

蕎麥中的鉻能增強胰島素的活性，是重要的血糖調節劑。此外，蕎麥中含有的蘆丁能促進胰島素分泌，調節胰島素活性，具有降血糖作用。

對併發症的好處

蕎麥中含有豐富的蘆丁，可以增強血管壁的彈性，具有保護血管的作用。此外，蕎麥還能抑制體內脂肪堆積，具有減肥瘦身的功效。

怎麼吃最好

蕎麥米口感較粗糙，蒸或煮時加些白米或糯米，能使口感更滑軟。蕎麥磨粉後宜做成饅頭、煎餅、麵條。

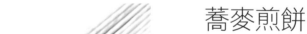

食用 宜忌

蕎麥含有致敏物質，過敏體質者不宜食用。每次食用不宜過多，否則易造成消化不良。

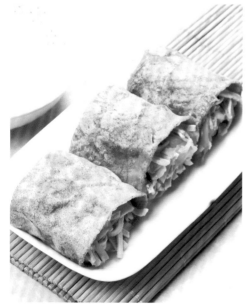

蕎麥煎餅

材料 蕎麥粉 150 克，雞蛋 1 顆，綠豆芽 100 克，豬瘦肉 50 克，青椒 30 克。

調味 植物油、醬油、鹽、小蘇打粉各適量。

做法

[1] 雞蛋打散；豬瘦肉洗淨，切絲；在蕎麥粉中加入蛋液、少許小蘇打粉、鹽，先和成硬麵糰，再分次加水，攪拌成糊狀。

[2] 平底鍋燒熱，鍋底塗油，倒入適量麵糊，提起鍋來旋轉，使麵糊均勻鋪滿鍋底，待熟後即可起鍋。

[3] 肉絲和綠豆芽加入鹽、醬油炒熟，以煎餅捲起即可食用。

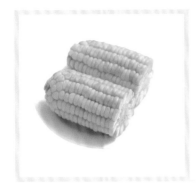

玉米

胰島素的加強劑

性味歸經 ◉ 性平，味甘，歸胃、大腸經
熱　　量 ◉ 112 大卡
建議攝取 ◉ 100 克 / 餐或每天煮玉米 1 根

對糖尿病的好處

玉米中含有的鎂、鉻、穀胱甘肽等具有調節胰島素分泌的功效，是胰島素的加強劑，有預防糖尿病的作用。

對併發症的好處

玉米中的油酸等可降低心肌梗塞、腦中風的發病率。而亞油酸又能和維生素 E 共同作用，進而降低血膽固醇濃度。

怎麼吃最好

玉米煮粥時加少量食用鹼，可使玉米中的菸鹼酸充分釋放出來，有利於維護糖尿病患者微血管健康。

食用 宜忌

糖尿病患者應選擇含膳食纖維較多的老玉米，盡量少吃含糖量高的甜玉米及澱粉含量高、食用後易升高血糖的糯玉米。

玉米小饅頭

材料 細玉米粉 120 克，黃豆粉 80 克，泡打粉少許。

做法

[1] 將所有材料混合均勻，慢慢加入溫水，邊加邊攪拌，直至和成軟硬適中的麵糰。

[2] 取一小塊麵糰，揉成小團，套在食指指尖上，用另一隻手配合將麵糰順著手指推開，輕輕取下後放入蒸鍋。

[3] 大火燒開後繼續蒸 10 分鐘;之後再燜 10 分鐘即可。

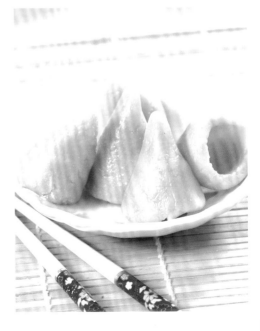

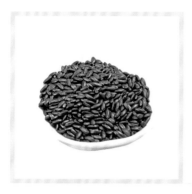

紫米
提高胰島素的利用率

性味歸經 ◎	性溫，味甘，歸脾、胃經
熱　　量 ◎	333 大卡
建議攝取 ◎	50 克／天

對糖尿病的好處

　　紫米中含有豐富的膳食纖維，可提高胰島素的利用率，延緩小腸對碳水化合物和脂肪的吸收，控制飯後血糖的上升速度。

對併發症的好處

　　紫米中富含黃酮類活性物質，能夠預防動脈硬化。其所含的鉀、鎂等礦物質有助於控制血壓，減少患心腦血管疾病的風險。

怎麼吃最好

　　紫米米粒外部有一層堅韌的種皮，不易煮爛，因此應先浸泡再煮，有利於糖尿病患者消化吸收。泡米水不要倒掉，以免營養隨之流失。

 食用 宜忌

紫米的營養會隨著淘洗而損失，所以淘洗乾淨即可，次數不可過多。

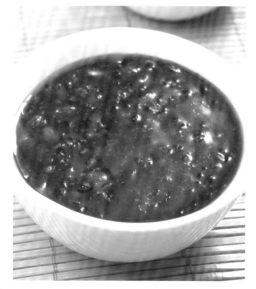

紫米紅豆粥

材料 ▶ 紅豆 50 克，黑米 100 克。

做法 ▶

[1] 將紅豆和黑米洗淨，用清水浸泡 4 小時以上。

[2] 將紫米、紅豆和適量冷水放入鍋裡，大火煮沸，轉小火煮至熟透即可。

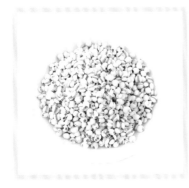

薏仁

抑制氧自由基對胰島 β 細胞的損傷

性味歸經 ⊙ 性微寒，味甘、淡，歸脾、肺、胃經
熱　　量 ⊙ 357 大卡
建議攝取 ⊙ 50 ～ 100 克 / 天

對糖尿病的好處

薏仁含有的多醣有顯著的降血糖作用，可抑制自由基對胰島 β 細胞的損傷。此外，薏仁中的膳食纖維也可延緩飯後血糖的上升速度。

對併發症的好處

薏仁中的水溶性膳食纖維可降低血液中的膽固醇及三酸甘油脂，進而降低血脂。此外，還能增強腎功能，改善糖尿病性腎病。

怎麼吃最好

生薏仁性微寒，適用清利濕熱，炒後（即用小火炒到微黃，略帶焦斑，常作藥用）其寒性減弱，可用於健脾止瀉。

食用 宜忌

薏仁性微寒，不適合單獨吃，改與溫性食物一起煲湯，具有很好的滋補作用，可將雞腿、番茄與薏仁一起燉煮。

薏仁山藥粥

材料 薏仁、白米各 50 克，山藥 25 克。

做法

[1] 將薏仁和白米分別淘洗乾淨，薏仁浸泡 4 小時，白米浸泡 30 分鐘；山藥洗淨，去皮，切丁。

[2] 鍋置火上，倒入適量清水，放入薏仁煮軟後再加入山藥丁、白米，大火煮至山藥熟、米粒熟爛即可。

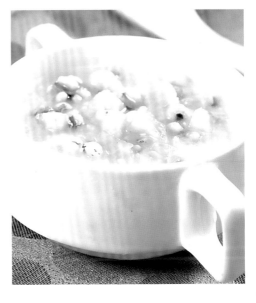

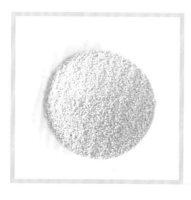

小米

幫助葡萄糖轉變成熱量，控制血糖升高

性味歸經 ◎ 性涼，味甘、鹹，歸腎、脾、胃經
熱　　量 ◎ 361 大卡
建議攝取 ◎ 50 ～ 100 克 / 天

對糖尿病的好處

小米中所含的維生素 B1 可以參與碳水化合物和脂肪的代謝，能夠幫助葡萄糖轉變成熱量，控制血糖升高。

對併發症的好處

小米中的膳食纖維具有促進腸蠕動、防治便祕的功效。此外，小米還對糖尿病患者服用藥物引起的腸道反應及併發動脈硬化有輔助治療的作用。

怎麼吃最好

小米吃法很多，但以煮粥吃最好，可添加蓮子、百合、核桃及豆類同煮，不僅味道好，還可降低小米粥的升糖指數。

食用 宜忌

煮小米粥時不宜放食用鹼，因為鹼會破壞小米中的維生素，破壞營養成分，不利於血糖控制。

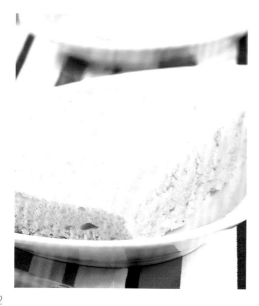

小米發糕

材料 ▶ 小米粉 100 克，黃豆粉 50 克，酵母適量。

做法 ▶

[1] 將小米粉、黃豆粉和適量酵母用溫水和成較軟的麵糰，醒麵 20 分鐘。

[2] 將麵糰整形放入蒸籠裡，用大火將水燒開，轉小火蒸半小時至熟，取出放涼，切成小長方塊即可。

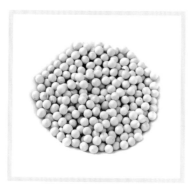

黃豆

降低血糖、改善葡萄糖耐受度

性味歸經 ◎ 性平，味甘，歸脾、大腸經
熱　　量 ◎ 390 大卡
建議攝取 ◎ 30 克 / 天

對糖尿病的好處

黃豆富含膳食纖維和大豆異黃酮等物質。有降低血糖、改善葡萄糖耐受度的作用。

對併發症的好處

黃豆中的植物固醇具有降膽固醇的作用，在腸道內可與膽固醇相競，減少膽固醇的吸收。此外，其所含的膳食纖維能吸收膽酸，減少體內膽固醇的沉積。

怎麼吃最好

黃豆有豆腥味，在炒黃豆時，滴幾滴黃酒，再放入少許鹽，如此便可減少豆腥味。

食用 宜忌

黃豆中含有胰蛋白酶抑制劑，生食易發生脹氣、嘔吐等，因此豆製品一定要煮熟再食用。經常喝豆漿、吃豆腐等也有助於補充優質蛋白質，對平穩血糖、降血壓等十分有益。

芥蘭菜炒黃豆

材料 ▶ 芥蘭菜 200 克，黃豆 50 克。

調味 ▶ 植物油、蔥花、蒜片、醋各 5 克，鹽、雞粉各 2 克。

做法 ▶

[1] 將黃豆洗淨，浸泡一晚，煮熟；芥蘭菜洗淨，入沸水中燙一下，撈出切成小段。

[2] 鍋置火上，加入植物油燒至六分熱，放入蔥花、蒜片爆香，再將芥蘭菜、黃豆放入鍋中炒熟，最後加入鹽、雞粉、醋調味即可。

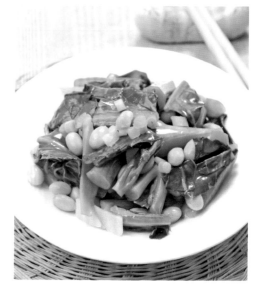

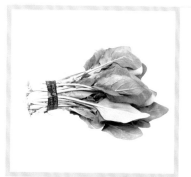

菠菜

延緩飯後血糖上升，使血糖保持穩定

性味歸經 ◎ 性平，味甘，歸肝、大腸、胃經
熱　　量 ◎ 28 大卡
建議攝取 ◎ 100 ～ 200 克 / 天

對糖尿病的好處

菠菜中所含的膳食纖維可以減緩糖分和脂類物質的吸收，減輕胰臟的負擔。

對併發症的好處

菠菜中的類胡蘿蔔素可以減輕陽光對視網膜造成的損害，對糖尿病視網膜病變有輔助療效。此外，菠菜中的膳食纖維可防治糖尿病併發便祕。

怎麼吃最好

菠菜可以炒、拌、煮湯吃。菠菜所含草酸較多，為預防形成結石及影響人體對鈣的吸收，食用前最好用沸水燙一下再烹調，以減少草酸含量。

食用 宜 忌

由於菠菜中草酸含量較高，伴有腎炎和腎結石的糖尿病患者不宜經常大量食用。

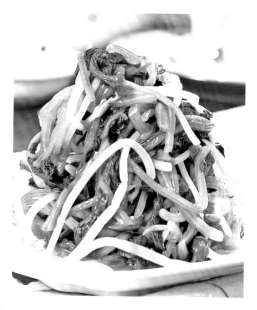

菠菜拌綠豆芽

材料 菠菜 200 克，綠豆芽 100 克。

調味 鹽、芥末醬、醋、香油、雞粉各適量。

做法

[1] 菠菜挑洗乾淨，放入沸水中汆燙，撈出切段；綠豆芽掐頭、根，燙熟。

[2] 芥末醬放入溫水中調勻，加蓋燜幾分鐘至味道釋出。

[3] 將菠菜段、綠豆芽盛入碗中，加入鹽、芥末醬、醋、香油、雞粉，拌勻即可。

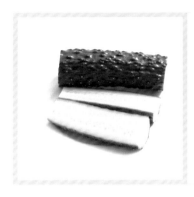

小黃瓜

有效抑制糖類轉變成脂肪

性味歸經 ◎ 性涼，味甘，入胃、大腸經
熱　　量 ◎ 15 大卡
建議攝取 ◎ 50 ～ 100 克 / 天

對糖尿病的好處

小黃瓜中所含的葡萄糖苷、果糖等並不會參與一般的糖代謝，所以糖尿病患者能以小黃瓜替代澱粉類食物充饑。其所含的羥丙二酸能有效抑制糖類轉變成脂肪。

對併發症的好處

小黃瓜中的膳食纖維對促進人體腸道內腐敗物質的排出和降低膽固醇有一定作用，適合肥胖型糖尿病患者經常食用。

怎麼吃最好

小黃瓜生吃或涼拌，都能有效保留維生素C，發揮降血糖功效。小黃瓜榨汁飲用可清熱利水，且小黃瓜中含有膳食纖維，能加速腸道腐壞物質的排泄，降低膽固醇。糖尿病合併肥胖、高膽固醇和動脈硬化的患者，適合經常飲用小黃瓜汁。

食用 宜忌

有些糖尿病患者直接將小黃瓜當成水果吃，並不可取。小黃瓜生食不宜過多。

小黃瓜拌木耳

材料 ▶ 水發木耳、小黃瓜各 100 克。
調味 ▶ 蒜末 3 克，醋、鹽、香油各 2 克，雞粉 1 克。

做法

[1] 水發木耳挑洗乾淨，入沸水中燙熟，撈出瀝乾，放涼，切絲。
[2] 取小碗，放入醋、蒜末、鹽、雞粉和香油攪拌均勻，做成調味醬汁。
[3] 取盤，放入小黃瓜絲和木耳絲，淋上調味醬汁拌勻即可。

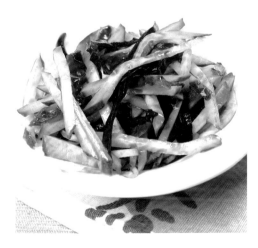

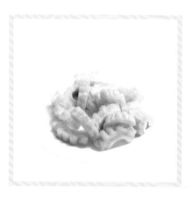

苦瓜

控制血糖、修復胰臟

性味歸經 ◎ 性寒，味苦，歸心、肝經
熱　　量 ◎ 19 大卡
建議攝取 ◎ 60 ～ 100 克 / 天

對糖尿病的好處

苦瓜中含有一種叫苦瓜苷的物質，素有「植物胰島素」的稱號，具有明顯降血糖、修復胰臟的作用，對糖尿病食療效果顯著。

對併發症的好處

苦瓜中的苦瓜苷被譽為「脂肪殺手」，能減少脂肪吸收，有助於預防心腦血管疾病。苦瓜中的維生素 C 具有保護細胞膜、防止動脈粥狀硬化、保護心臟等作用。

怎麼吃最好

苦瓜涼拌吃最能夠保留其營養。如果用苦瓜炒菜，宜用急火快炒，並且不要過於爛熟，可以保留較多的降血糖成分。

食用 宜忌

心火過衰（臉色黯淡、手足發涼）的患者，或已經發展到陽氣不足階段的糖尿病患者，屬於脾胃虛弱的人，不宜多吃苦瓜。因為苦瓜味苦性寒，食用過多可能傷及心臟和脾胃功能。

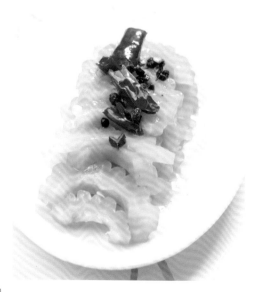

涼拌苦瓜

材料 苦瓜 300 克。

調味 鹽 3 克，花椒、植物油各少許，乾辣椒、香油各 5 克。

做法

[1] 苦瓜洗淨，去兩頭剖半，去瓤和籽，切片過涼水撈出，燙熟後瀝乾；乾辣椒洗淨，切段。

[2] 鍋置火上，倒植物油燒熱，放入乾辣椒、花椒爆香，將油淋在苦瓜上，加鹽、香油拌勻即可。

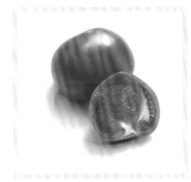

番茄

提高胰島素受體敏感

性味歸經 ◎	性微寒，味甘、酸，歸肝、胃經
熱　　量 ◎	19 大卡
建議攝取 ◎	100 ～ 200 克 / 天

對糖尿病的好處

　　番茄含有大量的茄紅素，可減少對胰臟細胞及受體的損害，提高胰島素受體敏感性，使血糖下降。番茄熱量低，營養豐富，適合糖尿病患者經常食用。

對併發症的好處

　　番茄富含維生素 C、蘆丁、茄紅素及果酸，可降低血膽固醇，預防動脈粥狀硬化及冠心病。

怎麼吃最好

　　生吃番茄能補充維生素 C、鉀和膳食纖維，對預防心血管疾病和控制體重有利；熟吃番茄，能補充茄紅素和其他抗氧化劑，保護血管，抗癌、防癌。

> 食用 **宜忌**
>
> 吃番茄時不宜空腹，因為番茄中的膠質、果酸等會刺激胃黏膜，與胃酸結合生成結石，造成胃部脹痛。

番茄炒絲瓜

材料 ▶ 絲瓜 150 克，番茄 100 克。

調味 ▶ 蔥花 4 克，鹽 3 克，植物油 6 克。

做法 ▶

[1] 絲瓜去皮和蒂，洗淨，切成片；番茄洗淨，去蒂，切塊。

[2] 鍋置火上，倒入適量植物油燒至六分熱，加蔥花炒出香味，放入絲瓜片和番茄塊炒熟，加鹽調味即可。

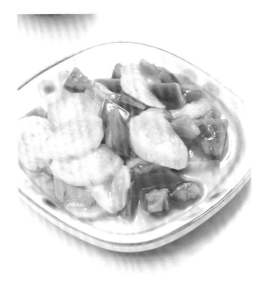

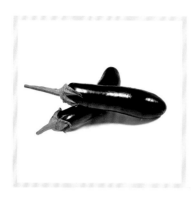

茄子

保護胰臟細胞

性味歸經 ◉ 性微寒，味甘，歸胃、大腸經

熱　　量 ◉ 23 大卡

建議攝取 ◉ 100 ～ 200 克 / 天

對糖尿病的好處

茄子中的膳食纖維可以減少小腸對糖類與脂肪的吸收，有助於減少胰島素的用量。其所含的維生素 E 是一種天然的脂溶性抗氧化劑，可保護胰臟細胞免受自由基的侵害。

對併發症的好處

茄子含豐富的蘆丁，能增強微血管的彈性，降低微血管的脆性及滲透性，防止微血管破裂出血，改善血壓問題，預防心腦血管疾病。

怎麼吃最好

茄子切成塊或片後，放入水中略浸泡，可避免茄子變色。紫茄子的皮中含有豐富的維生素 E 和蘆丁，食用時不宜去皮，有利於糖尿病患者控制病情。

食用 宜忌

燒茄子因加熱溫度較高，不僅油膩也會損失維生素 C，低溫烹飪更有利於保持茄子的營養。

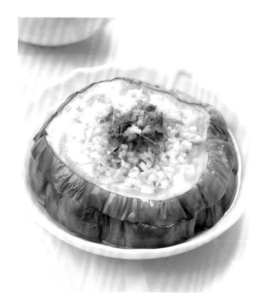

蒜泥茄子

材料 ▶ 茄子 250 克，蒜泥 30 克。

調味 ▶ 香菜末適量，鹽、雞粉、香油各 2 克。

做法 ▶

[1] 茄子去蒂，切大片，放入蒸鍋中蒸熟，取出，放涼。

[2] 蒜泥加入鹽、香油和雞粉拌勻製成調味醬汁。

[3] 將調味醬汁淋在茄子上，撒上香菜末拌勻即可。

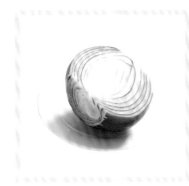

洋蔥

刺激胰島素的合成和分泌

性味歸經 ⊙ 性溫，味辛、甘，歸肺經
熱　　量 ⊙ 40 大卡
建議攝取 ⊙ 50 克／天

對糖尿病的好處

　　洋蔥所含有的烯基二硫化合物可刺激胰島素的合成及分泌，具有降低血糖的功效。洋蔥含有類似降血糖藥物「甲苯磺丁脲」的槲皮素，能幫助維持正常的糖代謝和葡萄糖耐受度。

對併發症的好處

　　洋蔥含有前列腺素 A，是天然的血液稀釋劑，能擴張血管、降低血液黏度，因而有降血壓、預防血栓形成的作用。

怎麼吃最好

　　洋蔥生吃或涼拌，能最大限度地發揮其降血脂、控血糖的功效。但是每次不宜食用太多，否則會導致脹氣。用洋蔥炒菜，宜烹炒至嫩脆且保留一些微辣為佳。

食用 宜忌

食用洋蔥不可過量，過量食用會產生脹氣和排氣過多；洋蔥對視網膜有刺激作用，患有皮膚搔癢性疾病和眼疾、眼部充血者不宜多吃。

洋蔥炒蛋

材料 ▶ 洋蔥 200 克，雞蛋 1 顆。
調味 ▶ 鹽 2 克，薑片適量，植物油 3 克。
做法 ▶

[1] 洋蔥去皮，洗淨切絲，入沸水汆燙一下備用；雞蛋加點鹽打散，放入油鍋炒散成蛋塊待用。

[2] 鍋中留底油，油熱後加薑片爆香，倒入洋蔥絲翻炒，加鹽再翻炒幾下，加蓋 2 分鐘，倒入蛋塊略翻炒即可。

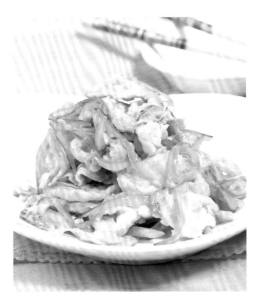

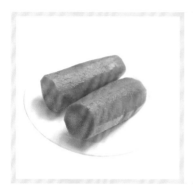

胡蘿蔔

防治糖尿病慢性心血管併發症

性味歸經 ◎ 性平，味甘，歸肺、脾經
熱　　量 ◎ 37 大卡
建議攝取 ◎ 50 ～ 100 克／天

對糖尿病的好處

　　胡蘿蔔中含有大量的胡蘿蔔素，可以清除體內自由基，保護胰臟細胞免受侵害，還能保護心血管，輔治糖尿病慢性心血管併發症。

對併發症的好處

　　胡蘿蔔含有豐富的 β 胡蘿蔔素，在人體內可以轉化為維生素 A，能滋養眼睛，有效防止糖尿病對眼睛的損害。

怎麼吃最好

　　胡蘿蔔素屬於脂溶性物質，在加熱後或油炒後吸收率較高，與豬肉、牛肉等肉類搭配食用也可以促進吸收。最佳烹調方法：一是將胡蘿蔔切成塊狀，用油炒；二是與豬肉、牛肉等一起烹煮。

 食用 宜忌
　　食用胡蘿蔔時宜細嚼慢嚥，不宜加太多醋（醋會破壞胡蘿蔔素）。

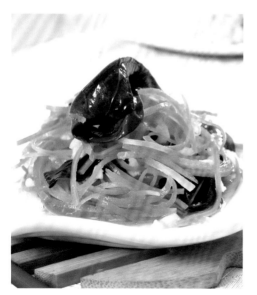

菠菜拌胡蘿蔔

材料 ▶ 胡蘿蔔、菠菜各 100 克。
調味 ▶ 蔥花、鹽、雞粉、香油各適量。

做法
[1] 胡蘿蔔洗淨，切絲，入沸水中燙 30 秒撈出，瀝乾。
[2] 菠菜挑洗乾淨，入沸水中燙 30 秒，撈出放涼，瀝乾水分，切段。
[3] 取盤，放入菠菜段和胡蘿蔔絲，用蔥花、鹽、雞粉和香油調味即可。

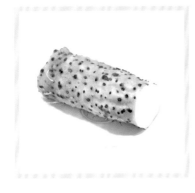

山藥

控制飯後血糖升高的速度

性味歸經 ◎ 性平，味甘，歸肺、脾、腎經
熱　　量 ◎ 56 大卡
建議攝取 ◎ 60 克 / 天

對糖尿病的好處

山藥含有黏液蛋白，有降低血糖的功效，是糖尿病患者的食療佳品。此外，山藥還含有可溶性膳食纖維，能推遲胃排空，控制飯後血糖升高的速度。

對併發症的好處

山藥中的黏液蛋白能防止脂肪沉積在血管上，保持血管彈性，降低膽固醇，防止動脈粥狀硬化，並能防止糖尿病併發冠心病、高膽固醇血症的發生。

怎麼吃最好

可將山藥配白麵蒸食代替主食，還可以將山藥切厚片，兩者均能延緩血糖上升，幫助抵抗饑餓感。

食用 宜忌

新鮮山藥一定要煮熟、煮透，因為山藥含有一種鹼性物質，在高溫下可被破壞，如果沒熟透，食用後會造成口腔發麻，甚至引起噁心、嘔吐等中毒症狀。

番茄炒山藥

材料 山藥、番茄各 100 克。

調味 蔥末、薑末、鹽各 2 克，香油、植物油各適量。

做法

[1] 將山藥洗淨，削皮切片，用開水燙一下後撈出；番茄洗淨，去皮，切塊。

[2] 鍋內倒油燒熱，爆香蔥末、薑末，放番茄塊煸炒，倒入山藥片，放鹽炒熟，滴上香油即可。

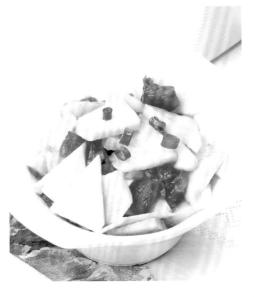

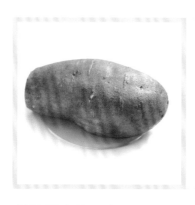

番薯

改善胰島素敏感性

性味歸經 ◎ 性平，味甘，歸脾、腎經
熱　　量 ◎ 99 大卡
建議攝取 ◎ 60 克／天

對糖尿病的好處

食用番薯可以降低糖尿病患者的三酸甘油脂和游離脂肪酸，有一定的抗糖尿病作用，還能改善胰島素敏感性，有助於控制血糖。

對併發症的好處

番薯富含的 β-胡蘿蔔素、維生素 C 具有抗氧化作用，能預防心血管系統的脂質沉積，防治動脈粥狀硬化，促使皮下脂肪減少，避免出現過度肥胖，可有效降血脂。

怎麼吃最好

食用番薯時應減少主食的攝取量。將番薯放涼再吃，也可與富含膳食纖維的食物一起吃，更有利於控制血糖。

食用 宜忌

最好不要生吃番薯，生吃容易產生呃逆、腹脹等不適症狀。胃潰瘍患者及胃酸過多的人不宜食用。

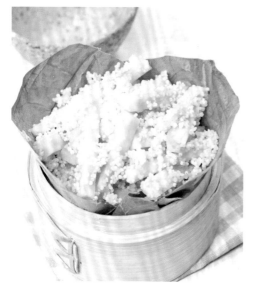

荷香小米蒸番薯

材料 ◎ 小米 80 克，番薯 250 克，荷葉 1 張。

做法 ◎

[1] 番薯去皮，洗淨，切條；小米洗淨，浸泡 30 分鐘；荷葉洗淨，鋪在蒸籠裡。

[2] 將番薯條在小米中滾動一下，裹滿小米，排入蒸籠中，待煮滾冒煙後蒸 30 分鐘即可。

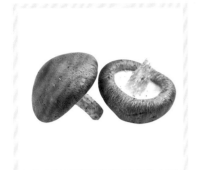

香菇

促進肝醣合成，減輕糖尿病症狀

性味歸經 ◎	性平，味甘，歸脾、胃經
熱　　量 ◎	26 大卡
建議攝取 ◎	50 克 / 天（鮮香菇）

對糖尿病的好處

香菇所含的香菇多醣體能夠調節糖代謝，促進肝醣合成，減少肝醣分解，減輕糖尿病症狀。此外，香菇富含維生素 B 群，也能降低血糖。

對併發症的好處

香菇富含鉀元素，糖尿病合併高血壓的患者如能經常食用香菇，不僅有助於調控血糖，還能有效控制高血壓的發展。

怎麼吃最好

將香菇用沸水汆燙一下，可以減少炒時的用油量，降低油脂的攝取，適合糖尿病患者食用。

食用 宜忌

香菇中的諸多維生素和香菇嘌呤都屬於水溶性，因此不適合長時間浸泡和長時間烹煮，以免營養流失。

香菇燴油菜

材料 油菜 200 克，乾香菇 30 克。

調味 植物油 3 克，醬油、太白粉各 5 克，鹽 3 克。

做法

[1] 油菜洗淨，備用；香菇用溫水泡發，洗淨，去蒂，擠乾水分，用沸水汆燙一下備用。

[2] 鍋置火上，放油燒熱，放香菇炒至變軟，放入油菜翻炒，將熟時加入醬油和鹽，以太白粉勾芡即可。

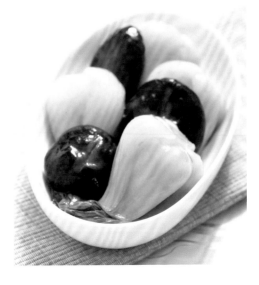

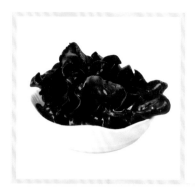

木耳

修復受損的胰臟細胞

性味歸經 ◎ 性平，味甘，歸胃、大腸經
熱　　量 ◎ 36 大卡
建議攝取 ◎ 50 ～ 80 克 / 天（生鮮品）

對糖尿病的好處

木耳中所含的多醣成分能修復受損的胰臟細胞，改善胰島的分泌功能，平穩血糖，具有調節血糖的功效。

對併發症的好處

木耳含鉀量非常高，是優質的高鉀食物，對糖尿病合併高血壓的患者有較好的輔助治療作用。

怎麼吃最好

乾木耳烹調前宜用溫水泡發，泡發後仍然緊縮在一起的部分不宜食用，會影響健康。多用木耳與蔬菜、葷菜搭配，炒、煮、煨、燉均可，也可用芥末油、醋、蒜涼拌食用。

食用 宜忌

木耳含有一種活性成分，具有抗血小板凝聚作用。因此，患有咳血、嘔血、便血及其他出血性疾病的患者不宜食用。

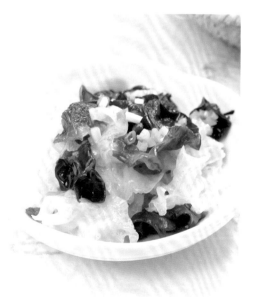

素燒雙耳

材料 乾木耳、乾銀耳各 20 克，枸杞子 10 粒。

調味 蔥花、蒜末各適量，鹽、雞粉各 2 克，植物油 5 克。

做法

[1] 將乾木耳、乾銀耳泡發，挑洗乾淨，撕成小朵。

[2] 鍋置火上，倒入植物油燒至六分熱，加蔥花、蒜末炒香，放入木耳、銀耳和枸杞子翻炒 5 分鐘，最後用鹽和雞粉調味即可。

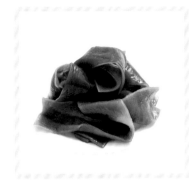

海帶

延緩血糖上升

性味歸經 ◎ 性寒，味鹹，歸胃、肝、腎經
熱　　量 ◎ 12 大卡
建議攝取 ◎ 50 克 / 天（生鮮品）

對糖尿病的好處

海帶中含有岩藻多醣，能延緩胃排空和食物透過小腸的時間，即使在胰島素分泌量減少的情況下，血糖也不會上升過快，對糖尿病有輔助治療的作用。

對併發症的好處

海帶含有大量的膳食纖維，能清除附著在血管壁上的膽固醇，降低血脂。其所含的多元不飽和脂肪酸能使血液的黏稠度降低，減少血管硬化的風險。

怎麼吃最好

海帶涼拌或煮湯都是不錯的吃法。海帶烹調前可先用淘米水漂洗，烹煮時更易熟，又有利於穩定血糖。

食用 宜忌

吃過海帶後不要馬上喝茶，也不要立刻吃酸澀的水果，這兩種食物都會阻礙人體對海帶中鐵質的吸收。

胡蘿蔔炒海帶絲

材料　胡蘿蔔、水發海帶各 100 克，青椒 50 克。

調味　蔥花、蒜片、醬油各 5 克，植物油 6 克，醋、鹽各適量。

做法

[1] 胡蘿蔔洗淨，切絲；海帶洗淨，切絲；青椒洗淨，去蒂，切絲。

[2] 鍋置火上，倒入植物油燒至六分熱，下入蒜片、蔥花爆香，放入胡蘿蔔絲炒至七分熟，再放入海帶絲翻炒片刻，放入青椒絲炒至熟，最後加入醋、鹽和醬油，炒勻即可。

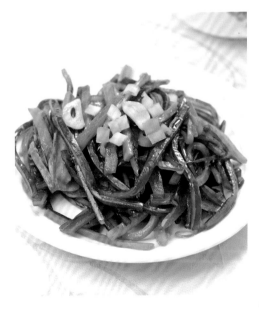

聰明吃水果，血糖不飆升

能不能吃水果取決於血糖控制情況

大多數人認為水果甜度太高，血糖較高者和糖尿病患者不宜食用，其實這種想法是很片面的。水果中含有大量的維生素、膳食纖維和礦物質，對糖尿病患控制病情有很大的助益。糖尿病高危險群與糖尿病患者可在血糖控制較好的前提下適量吃些水果，具體來說，空腹血糖控制在 126 毫克/分升以下、餐後 2 小時血糖控制在 180 毫克/分升以下時，適合食用水果。

水果最好當加餐，兩餐之間吃

對於血糖控制較好的糖尿病患者，水果最好做為加餐，也就是在兩餐之間吃，如上午 10 點、下午 3 點，或睡前 1 小時。不飯後立即吃水果，否則容易導致一次攝取過多的糖分，使飯後血糖過高，加重胰臟的負擔。

高糖水果要少吃，並避開最甜的部分

要選擇含糖量低的水果，含糖量高的水果最好不吃。例如甘蔗、香蕉、鳳梨等含糖量高，升糖指數也較高，食後血糖上升較快。而蘋果、梨、柚子、橘子、西瓜等，含糖量較低。

每天能吃多少水果？

每 100 克水果的熱量為 20～100 大卡。嚴格地講，患者每天適宜吃多少水果都應該由醫生進行計算，一般情況下，血糖控制穩定的患者每天食用水果的量不宜超過 200 克（一到兩個中等大小的水果），食用時間宜在兩餐之間，以免全天總熱量超標。

能喝果汁嗎？

對於喜歡喝果汁的糖尿病高危險群和糖尿病患者來說，也可適當飲用一些，但是最好不要喝純果汁，可以加入一些蔬菜打成蔬果汁，如胡蘿蔔梨汁、苦瓜檸檬汁、西芹蘋果汁等，可減少糖分，而且蔬菜中豐富的膳食纖維可幫助消化、排泄，促進新陳代謝。

每嘗試一種新水果，要在吃水果後 2 小時監測血糖或尿糖，如果對血糖影響大，以後盡量不要吃。

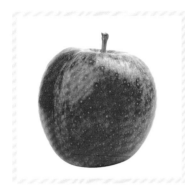

蘋果
提高糖尿病患者對胰島素的敏感性

性味歸經 ◉ 性涼，味甘，歸脾、胃經
熱　　量 ◉ 52 大卡
建議攝取 ◉ 1 顆 / 天

對糖尿病的好處

　　蘋果含有的鉻能提高糖尿病患者對胰島素的敏感性，蘋果酸可以穩定血糖，預防老年糖尿病。此外，蘋果中的維生素 C 可維持胰島素的功能，調節身體血糖水平。

對併發症的好處

　　蘋果含有豐富的鉀，能與人體過剩的鈉鹽結合，使之排出體外，降低血壓。此外，蘋果中富含膳食纖維，能夠清除血液中多餘的膽固醇。

怎麼吃最好

　　糖尿病患者在吃蘋果時要減少主食量，最好在兩餐之間食用。吃蘋果時宜細嚼慢嚥，不僅有利消化吸收，還可延緩血糖升高。

食用 宜忌

不要在飯後立即吃蘋果，不但不利消化，還容易造成脹氣和便祕。

蘋果玉米雞湯

材料 蘋果、玉米、雞腿各 100 克。
調味 薑片、鹽各適量。
做法

[1] 雞腿去皮，汆燙一下；蘋果洗淨，去皮切塊；玉米洗淨，切段。

[2] 鍋置火上，倒入適量清水，放入雞腿、玉米、蘋果和薑片，大火煮沸，再轉小火煲 40 分鐘，最後加鹽調味即可。

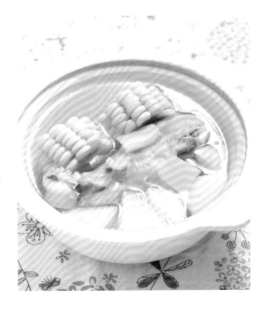

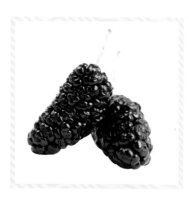

桑椹

防治糖尿病患者視網膜出血

性味歸經 ◎ 性寒，味甘、酸，歸肝、腎經
熱　　量 ◎ 57 大卡
建議攝取 ◎ 30 ～ 50 克 / 天

對糖尿病的好處

　　桑椹中含有抗氧化能力很強的花青素，可清除自由基，保護胰島 β 細胞；此外還富含蘆丁，能保護微血管壁，防治糖尿病患者視網膜出血。

對併發症的好處

　　桑椹含有蘆丁和花青素，有助於預防血管硬化。此外，還富含鐵、維生素 E、蛋白質等，對腎虛引起的頭髮早白有預防作用，亦可用於美容。

怎麼吃最好

　　成熟的桑椹，酸甜適口，黑中透亮，買來後可用清水浸泡一會兒，洗淨直接食用。

食用 宜忌

桑椹性寒，糞便稀軟者不宜食用；桑椹中含有溶血性過敏物質及透明質酸，不宜過量食用，否則易發生出血性病症。

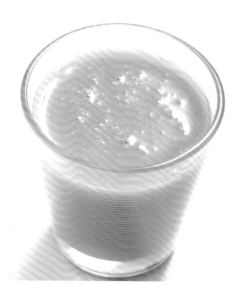

綠豆桑椹豆漿

材料 黃豆 50 克，綠豆 15 克，桑椹 20 克。

做法

[1] 黃豆用清水浸泡 8 ～ 12 小時，洗淨；綠豆用清水浸泡 2 小時，洗淨；桑椹洗淨。

[2] 將上述食材倒入全自動豆漿機中，加水至上下水位線之間，按下啟動鍵，直至豆漿機提示製作完成，放涼至溫熱飲用即可。

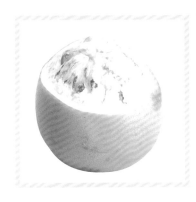

柚子

減輕胰島 β 細胞的負擔

性味歸經 ◎ 性寒，味甘、酸，歸脾、胃、肝經
熱　　量 ◎ 41 大卡
建議攝取 ◎ 50～100 克／天

對糖尿病的好處

　　柚子中含有的鉻可增強胰島素活性；柚子含有的柚苷配基有助於消化分解脂肪，減輕胰島 β 細胞的負擔。另外，柚子還能改善煩渴多飲的症狀。

對併發症的好處

　　柚子中含有維生素 C，能夠清除體內自由基，預防糖尿病神經病變和血管病變的發生。此外，柚子是高鉀低鈉的水果，有助於降低血壓。

怎麼吃最好

　　柚子適合做為加餐食用，血糖控制平穩的患者，可把 200 克柚子與 25 克主食做為同一熱量值來進行「交換」。葡萄柚（果肉紅色）含糖量稍高於白柚（果肉黃色），糖尿病患者最好食用白柚。

食用 宜忌

在服用降血壓藥期間不要吃柚子或飲用柚子汁，否則可能產生血壓驟降等不良反應。

三絲拌柚塊

材料 ▶ 去皮柚子肉 200 克，紅甜椒、豆腐絲各 25 克。

調味 ▶ 鹽 4 克，香油 3 克，香菜段 10 克。

做法 ▶

[1] 柚子肉切塊；紅甜椒洗淨，去蒂除籽，切絲；豆腐絲洗淨，切短段，放入沸水中燙透，撈出後過冷開水，瀝乾水分。

[2] 柚子肉、香菜段、紅甜椒絲、豆腐絲放入同一個盤中，加鹽和香油拌勻即可。

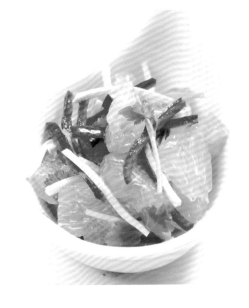

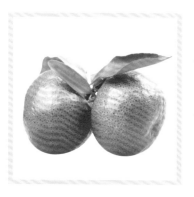

橘子

促進組織對葡萄糖的利用

性味歸經 ◎ 性平，味甘、酸，歸肺、胃經

熱　　量 ◎ 51 大卡

建議攝取 ◎ 1 ～ 2 顆 / 天

對糖尿病的好處

橘子中的維生素 C 可維持胰島素的功能，促進身體對葡萄糖的利用。此外，其所含的膳食纖維能延緩葡萄糖的吸收，降低身體對胰島素的需求，延緩血糖上升速度。

對併發症的好處

橘子的白色絲絡中含有蘆丁，能使血管保持正常的彈性，減少血管壁的滲透性和脆性，可以預防糖尿病患者發生視網膜出血。

怎麼吃最好

橘子不但可以生吃，還可用來做成羹湯。食用時應該細嚼慢嚥，有助於延緩血糖升高。

食用 宜忌

橘子不宜一次食用過多，否則容易上火，促發口腔炎、牙周炎等症。吃完橘子後一定要及時刷牙漱口，以免傷害牙齒琺瑯質。

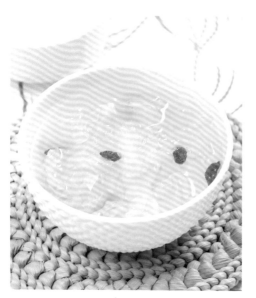

橘瓣銀耳羹

材料 橘子 100 克，乾銀耳 10 克，枸杞子 5 克。

做法

[1] 銀耳以清水泡發，挑洗乾淨，撕成小朵；橘子去皮除籽，分瓣。

[2] 鍋置火上，放入銀耳和適量清水，大火燒開後轉小火煮至湯汁略稠，加入橘子瓣、枸杞子煮 2 分鐘即可。

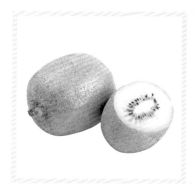

奇異果

對糖代謝有很好的調節作用

性味歸經 ◎ 性寒，味甘、酸，歸胃、膀胱經
熱　　量 ◎ 56 大卡
建議攝取 ◎ 100～200 克 / 天

對糖尿病的好處

奇異果中的肌醇是天然糖醇類物質，對糖代謝有很好的調節作用。此外，奇異果富含維生素 C，可以促進組織對葡萄糖的利用，降低血糖。

對併發症的好處

奇異果富含抗氧化劑葉黃素，具有降低血壓的效用。奇異果還富含精胺酸，能有效地改善血液流動，阻止血栓形成。

怎麼吃最好

奇異果的食用方法多樣，可直接吃、榨汁、製作果乾等，也可以釀成酒，或搭配其他食物，但去皮後直接吃最好，可以保留最多的營養素。

 食用 宜忌

便溏腹瀉者不宜食用過多奇異果。

西芹奇異果汁

材料 ◎ 奇異果 150 克，西洋芹 50 克。

做法

[1] 西洋芹洗淨，去葉，切小段；奇異果去皮，切丁。

[2] 將上述食材放入果汁機中，加入適量飲用水攪打均勻即可。

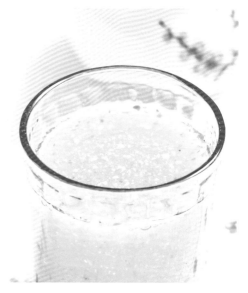

蛋、奶、其他類，為控糖出力

蛋類每週吃多少？要不要去蛋黃？

有些糖尿病患者認為蛋黃膽固醇含量太高，害怕吃雞蛋。其實，有大量研究指出，每天吃 1 顆雞蛋既不會升高血糖、血脂，也不會增加心腦血管疾病風險。相反的，雞蛋中的優質蛋白質、維生素等，正是慢性患者所需要的營養素。一般來說，成人和老人每天吃 1 顆雞蛋即可；高血脂症患者或肥胖者，建議每週吃 2 ～ 4 個雞蛋，而且最好在早餐或中餐食用。

喝牛奶補充優質蛋白質，預防骨質疏鬆

牛奶富含大量的水分、優質蛋白質、鈣和適量的脂肪，對血糖、血脂的影響不大，非常適合糖尿病患者補充營養。尤其對於老年病患更為重要，老年人發生骨質疏鬆的機率特別高，喝牛奶可強健骨骼。

與普通牛奶相比，低脂和脫脂牛奶中脂肪含量很少，低脂牛奶的脂肪含量小於 1.5％，脫脂牛奶的脂肪含量小於 0.5％。低脂或脫脂牛奶以較少的熱量提供同樣多的鈣和蛋白質，且脂肪和膽固醇含量更低，可避免攝取過多的脂肪和膽固醇，非常適合減肥者及高血脂症、高血壓、冠心病、脂肪肝患者飲用。

堅果作點心，補充礦物質

糖尿病患者在下午時加餐能及時補充人體代謝所需，發揮平穩調節血糖的作用。建議上班族糖尿病患者選擇低糖蔬菜、少量堅果等做為加餐。

適合加餐的堅果有：核桃仁、瓜子、開心果、杏仁等，但要計入總熱量中。

15 克核桃仁、杏仁；40 克瓜子（帶殼）→ 25 克主食

小知識

糖尿病患者如在早晨喝牛奶，要先吃點饅頭、全麥麵包等穀類主食，這樣可以發揮營養素互補的作用。另外，做饅頭、發糕等主食時加入一些牛奶，不僅美味可口，還能延緩飯後血糖上升速度，建議糖尿病患者可採用這種烹飪方法。

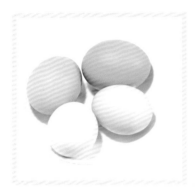

雞蛋

補充慢性病消耗的營養

性味歸經 ◎ 性平，味甘，歸脾、胃經
熱　　量 ◎ 144 大卡
建議攝取 ◎ 3 ～ 7 顆 / 週

對糖尿病的好處

　　雞蛋含豐富的容易吸收的優質蛋白質及維生素 B 群等糖尿病患者所需的營養物質，既可做為主餐、副食，也可做為加餐食用。

對併發症的好處

　　現代醫學研究證實，每天吃 1 顆雞蛋不僅可以供給身體營養，還有預防心血管疾病的作用。

怎麼吃最好

　　糖尿病患者吃雞蛋應該注意烹飪方法，蒸蛋、蛋花湯最合適，因為這兩種作法能使蛋白質更容易消化吸收。

食用 宜忌

通常糖尿病患者每天吃 1 顆蛋適宜的分量，如果吃 2 顆或 2 顆以上的蛋，最好只吃其中 1 顆蛋黃即可。

鮮蝦蒸蛋

材料 雞蛋 1 顆，鮮蝦 2 尾。

調味 調味料　鹽、香油、蔥末各適量。

做法

[1] 蝦去殼處理乾淨，取蝦仁；雞蛋打入碗中略攪幾下；另一碗加鹽、溫水，攪拌幾下。

[2] 在容器內壁均勻地抹上一層香油，把蛋液、溫鹽水倒入容器裡，放到鍋中隔水蒸。

[3] 蒸至七八分熟時，加入蝦仁一起蒸至全熟，再加入蔥末、香油即可。

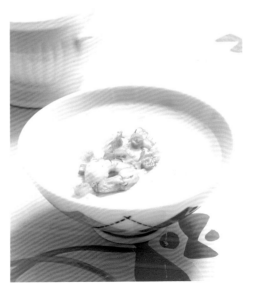

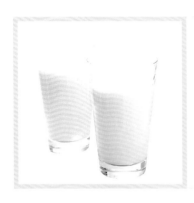

牛奶

促進胰島素正常分泌

性味歸經 ◎ 性平，味甘，歸心、脾、肺、胃經
熱　　量 ◎ 54 大卡
建議攝取 ◎ 250 克 / 天

對糖尿病的好處

牛奶富含鈣，有刺激胰島 β 細胞的作用，能夠促進胰島素的正常分泌，同時還能避免骨質疏鬆。

對併發症的好處

牛奶中的鈣可增加尿鈉的排泄，減輕鈉對血壓的不利影響，有利於降低血壓。此外，其所含的鉀可使動脈血管在高壓時保持穩定，減少腦中風的風險。

怎麼吃最好

早餐的熱量供應佔全天總熱量需求的 20 ～ 30%，因此，早餐喝一杯牛奶加雞蛋或加麵包比較好；也可以在下午 4 時左右做為晚飯前的飲料飲用。

食用 宜忌

喝牛奶時最好吃些餅乾、麵包或饅頭等富含碳水化合物的食物，千萬不要空腹喝牛奶。牛奶不宜長時間高溫加熱，否則不利於糖尿病患者充分利用其營養物質。

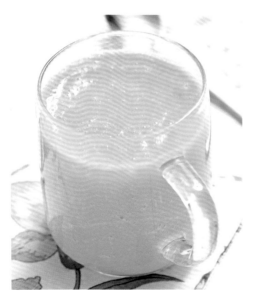

南瓜牛奶

材料 牛奶 200 克，南瓜 100 克。

做法

[1] 南瓜去籽去皮，切成小塊，入鍋蒸熟，放涼後搗成泥狀。

[2] 將南瓜泥倒入小鍋中，倒入牛奶攪拌均勻，小火燒開即可。

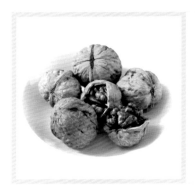

核桃

有效穩定血糖

性味歸經 ⊙ 性溫，味甘、澀，歸腎、肺、肝經
熱　　量 ⊙ 627 大卡
建議攝取 ⊙ 2 ～ 3 顆 (帶殼)/ 天

對糖尿病的好處

核桃富含多元不飽和脂肪酸，有助於緩解第二型糖尿病早期階段的胰島素抵抗問題，減少對葡萄糖的過度吸收，有效穩定血糖。

對併發症的好處

核桃的多元不飽和脂肪酸可以提升體內一氧化氮的含量，有助舒張血管平滑肌，使血液流通順暢，進而降低血壓。

怎麼吃最好

核桃仁外包裹著一層薄薄的褐色外皮，含有很多營養，千萬不要丟棄。可將核桃燙熟之後涼拌食用，營養最佳。

食用 宜忌

核桃一次不宜食用過多，否則會影響胃腸消化功能。

核桃仁燴大白菜

材料 ▶ 大白菜 300 克，南瓜泥 30 克，核桃仁 20 克。

調味 ▶ 鹽 4 克，米酒、太白粉各 10 克

做法 ▶

[1] 大白菜取菜梗，去葉，洗淨後用手撕成片，放入熱水中燙軟，撈出瀝乾水分；核桃仁切成小塊。

[2] 鍋置火上，倒入水，放入南瓜泥和核桃仁，用鹽和米酒調味，燒至沸騰並煮出香味，加入燙軟的大白菜燒至入味，用太白粉勾芡即可。

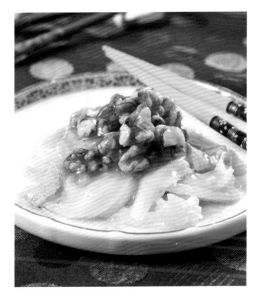

醋

能夠抑制血糖上升速度

性味歸經 ⊙ 性平，味酸，入肝、胃經

熱　　量 ⊙ 31 大卡

建議攝取 ⊙ 20 ～ 40 克 / 天

對糖尿病的好處

　　醋中的有機酸能顯著降低蔗糖酶、麥芽糖酶等雙糖酶的活性，使食物的升糖指數降低，發揮抑制血糖上升的作用，有利於改善糖尿病患者的病情。

對併發症的好處

　　醋中的醋酸可軟化血管，幫助糖尿病患者防治動脈硬化。此外，水果醋裡含有礦物質鉀，可以幫助身體排出過剩的鈉，降低血壓。

怎麼吃最好

　　醋不僅適合用於涼拌菜，在烹調熱菜時加少許醋可以減少鹽的使用，還能使菜餚減少油膩感，增加香味。

食用 宜忌

醋含有豐富的有機酸，可促進胃酸分泌，因此胃潰瘍和胃酸過多者不宜多吃醋，以免加重症狀。

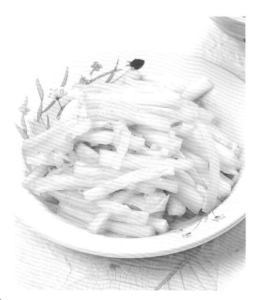

醋溜白菜

材料 白菜 200 克。

調味 植物油 5 克，醋 20 克，鹽 2 克，蔥花 4 克，花椒 5 粒。

做法

[1] 白菜洗淨，切細絲。

[2] 鍋置火上，倒入植物油，待油溫燒至五分熱，下花椒炸至表面開始變黑，撈出，放入白菜絲翻炒至熟，加入醋、鹽、蔥花調味即可。

Chapter 6

運動是最好的降血糖藥
怎樣做安全又有效

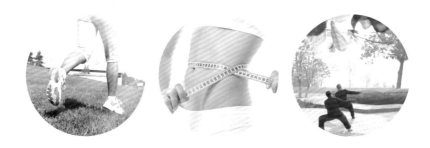

運動需要注意的事項
糖尿病患者的運動「三部曲」

熱身運動防止拉傷

運動前要做適量的熱身運動，其目的在於透過較為緩慢的、漸進的方式，逐步增加運動的強度，以提高心血管系統對運動的適應性，幫助改善關節、韌帶、肌肉的柔韌性，避免肌肉、韌帶的拉傷等。

選擇什麼樣的熱身運動因人而異，糖尿病患者可以根據自己的情況選擇喜歡的方式做為熱身，如伸展腰背、踢腿、慢走一會兒等，通常需進行 5 ～ 10 分鐘。

準備合適的服裝和鞋襪
最好不要選擇布鞋

很多患有糖尿病的老人喜歡穿軟底布鞋散步，覺得柔軟、輕便，價格又低廉。其實布鞋軟底很容易被針、石子等扎破鞋底。如果有神經病變，對疼痛的感覺會很弱，腳被扎破也很難察覺，容易引起足部潰瘍。

所以糖尿病患者尤其是老年人，要挑選合適的鞋子，如硬底、軟墊、寬頭的鞋較為合適。在穿鞋前還要檢查鞋子是否有破損、有無沙礫等異物留在鞋內。

選擇服裝，要隨季節而改變

冬季要選擇保暖的服裝，須選薄的多層衣服，在運動過程中如果感到熱，可以脫掉幾件。最外層最好穿羊毛製品等透氣性較好的保暖服飾。耳套、手套等也要戴。

在暖和的季節，糖尿病患者最好選擇透氣性好的服裝。夏季最好預備一頂輕便的帽子，防止陽光直射，避免頭部皮膚曬傷。

另外，如果在較潮濕的天氣運動，不要穿露出膝蓋的運動服飾，以免膝蓋受寒導致風濕病。質料最好選用質地輕柔、乾爽、透氣性佳的布料。

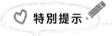 特別提示

糖尿病患者每次運動結束後要注意檢查足部、皮膚、關節等除有無損傷，並及時處理。

運動計畫巧安排

　　病友們在制定運動計畫時，要兼顧「可操作性」及「便於長期持續」兩個方面，根據了解個人狀況：性別、年齡、體形、體力、生活習慣、勞動、運動習慣、運動經驗、運動愛好等來考量。一定要量力而行，不可超出自己的體能範圍。

　　另外，制定運動計畫時要注意安全性，運動量須酌情逐步增加。可以將運動時間分散，比如一天的運動量是 1 小時，可以分成 3 次各 20 分鐘，這樣更容易持之以恆，但仍須有限度，不能太過分散，否則會削弱運動效果。

糖尿病患者作息時間安排表	
6：30	早餐
7：00	運動半小時
8：30	步行 15 分鐘去上班
11：30	口服降血糖藥
12：00	午餐
12：30	飯後運動 20 分鐘
18：00	下班後步行 15 分鐘回家
18：30	口服降血糖藥
19：00	晚餐
19：30	晚餐後運動半小時
22：30	如果睡前血糖＜126 毫克／分升，最好睡前加餐，以免夜間發生低血糖

運動時要隨身攜帶的三樣東西

❶糖塊或巧克力

運動時，肌肉消耗的熱量比靜止時要多，如果運動前吃得少，加上注射了胰島素，患者很容易導致因葡萄糖消耗過多而增加低血糖的發生機率。

當出現頭暈等症狀時，及時吃一顆糖（普通的糖果，如水果糖、奶糖等）或巧克力，可以迅速緩解低血糖症狀。

❷健康卡片

健康卡片是根據病友個人的病情製作，若發生意外情況，可讓周圍人立即了解如何幫助病友們脫離危險。

正面	反面
姓名：○○○　　　年齡：○○歲 住址：　　　　　緊急聯絡人電話： 就診醫院：　　　主治醫生： 罹患糖尿病類型：醫生聯絡電話： 口服藥物類型：	**糖尿病自我保健卡** 你好！ 我是糖尿病患者，如果發現我行為怪異或昏迷不醒，可能是我出現了低血糖症狀，我的衣服口袋裡有糖塊，請盡快放入我的口中。然後按照卡片另一面的地址和電話通知相關的人，同時麻煩你盡快送我去醫院。 萬分感謝！

❸日常必備用品

毛巾和水是糖尿病患者運動中不可或缺的，糖尿病患者每次運動前要準備好。如果選擇慢跑、快走等運動項目，可攜帶計步器幫助記錄運動量。如果去較遠的地方，要記得帶一些零用錢，在感覺身體出現不適情況時，可以盡快坐車到醫院檢查和治療。

運動過程中要及時補水

運動過程中除了消耗熱量以外，還會消耗大量的水分及礦物質，如果不及時補充可能會導致身體缺水，因此運動一段時間（如 15～20 分鐘）後就要補充水分，而不是等到口渴時再喝。運動時間較短時，礦泉水、淡茶較適合。如果運動時間超過 1 小時、運動量較大、出汗較多，最好喝淡鹽水、運動飲料，並適量吃些含糖食物。飲用水的溫度宜控制在 15～22℃。

糖尿病患者運動後要注意什麼

運動後不要馬上淋浴

　　運動後，毛孔處於張開狀態，馬上淋浴很可能導致毛孔迅速收縮和關閉，使得體內熱量無法及時散發，或造成抵抗力下降。運動後應該用毛巾將汗擦乾，待呼吸和心跳恢復正常後再進行溫水淋浴。注意水溫不宜過高或過低，以免導致肌肉緊張收縮，發生頭暈、噁心等症。

運動後的放鬆運動

　　運動結束時不要突然停止，最好再做 5 ～ 10 分鐘的放鬆運動，如原地踏步、慢走、彎腰、踢腿、徒手體操、自我按摩、呼吸調節放鬆操等，以促進血液回流、消除疲勞，防止突然停止活動造成肢體瘀血，回心血量下降，引起暈厥、乏力、噁心、嘔吐、眼花或心律失常等。逐漸放慢節奏後再坐下休息。例如，慢跑 20 分鐘後，逐漸改為快走、慢走，漸漸放慢步伐，然後伸展腰部、踢踢腿，再坐下休息。

做好血糖監測，觀察身體反應

　　運動結束後要及時測量血糖，了解運動對血糖的影響，對於用藥的調整和血糖的穩定有很大的參考價值，患者最好自備一台血糖機。運動後除血糖監測外，還要觀察一下自己的身體狀況，如食慾、睡眠等。如果出現不良反應，應該停止運動，接受專業醫生的建議和指導。

運動後不要馬上進食

　　不宜在飯後立即進行劇烈活動，也應避免在劇烈運動後立即進食。運動後，腹腔內各器官的血液供應明顯減少，胃腸道的蠕動減弱，消化腺的分泌功能也隨之下降，如果立即吃東西，會增加消化器官的負擔，引起消化功能紊亂。因此最好在運動結束 30 ～ 60 分鐘後再進食。

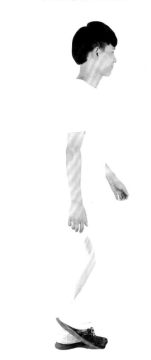

運動後可選擇原地踏步，漸漸放慢節奏，再坐下休息。

有計劃地進行有氧運動

散步：減輕胰島負擔

散步是非常容易進行的運動，能有效減輕胰島素負擔，降低血糖。散步可選在公園進行，一邊呼吸戶外的新鮮空氣，一邊放鬆心情，可謂一舉多得。此外，散步也可以在室內進行，不受時間空間的限制，最容易持續不輟，而且任何年齡層的人都可以做到。

散步的速度

散步不拘形式，可快可慢，可多可少，宜酌情而定，量力而為，做到形勞而不倦，氣粗而無喘。步行距離可由 1 公里延長至 2 ～ 3 公里，中間可穿插爬坡或爬樓梯等。

散步的時間

宜在飯後半小時進行散步。每天不少於 30 分鐘，每週不少於 5 次。

適宜運動量的表現

散步 10 分鐘後心跳率應在（220 － 年齡）×（60 ～ 70%）。散步後不感覺疲倦，微微出汗，呼吸略微急促但並不喘粗氣，表示運動量適中。

散步的注意要點

散步時應全身放鬆，眼觀前方，自然而有節律地擺動上肢，還可配合摩擦雙手、捶打腰背、拍打全身、擊掌等動作，可促進血液循環，平穩血糖。

♡ **特別提示**

1. 散步時不宜穿皮鞋和高跟鞋；衣服要寬鬆合身。
2. 腳上有炎症的患者應積極治療，不宜散步。
3. 散步的場地以平地為宜，盡可能選擇公園、操場、庭院等環境清靜，空氣清新的場所。

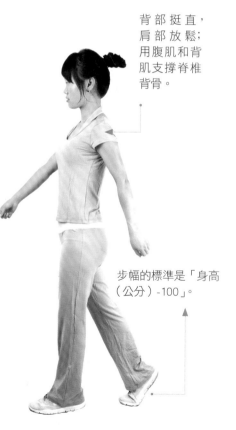

背部挺直，肩部放鬆；用腹肌和背肌支撐脊椎背骨。

步幅的標準是「身高（公分）-100」。

慢跑：控體重、控血糖

慢跑是有氧運動的一種，能大大消耗熱量，控制體重，對保持良好的心肺功能、保護心血管系統大有益處。

慢跑適合哪些人

慢跑屬於中等強度的運動，適合年輕、體力較好，有一定訓鍊基礎、無併發心血管疾病的糖尿病患者。

一呼一吸消耗熱量

慢跑時全身肌肉要放鬆，呼吸要深長、緩慢而有節奏，可兩步一呼、兩步一吸，也可以三步一呼、三步一吸，宜用腹部深呼吸，吸氣時鼓腹，呼氣時收腹。慢跑時步伐要輕快，雙臂自然擺動。

時間和次數

慢跑的運動量以每天跑 15 ～ 20 分鐘為宜，但必須長期持續方能見效。慢跑運動可分為原地跑、自由跑和定量跑等。原地跑即原地不動進行慢跑，開始每次可跑 50 ～ 100 步，循序漸進，逐漸增多，持續 4 ～ 6 個月之後，每次可增加至 500 ～ 800 步；自由跑是根據自己的情況隨時改變跑步的速度，不限距離和時間；定量跑有時間和距離限制，即在一定時間內跑完一定的距離，從少到多，逐步增加。

❤ **特別提示**

對於剛開始運動或比較胖的人，可以採用走跑相結合的方式，由走逐漸轉入跑。

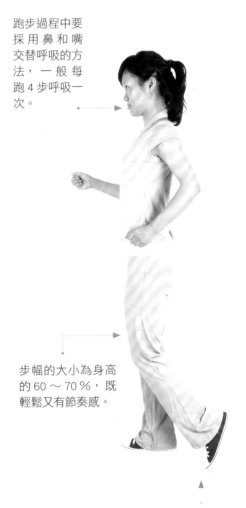

跑步過程中要採用鼻和嘴交替呼吸的方法，一般每跑 4 步呼吸一次。

步幅的大小為身高的 60 ～ 70 %，既輕鬆又有節奏感。

慢跑時，盡量讓足中部和腳跟先著地。

快走：燃燒脂肪

　　快走有助於燃燒脂肪，能減少膽固醇和中性脂肪，改善動脈硬化。但是，快走是沒有固定速度的，為什麼呢？因為每個人的身高、體質、年齡、步幅都不同，某個速度對你來說是快走，對其他人來說可能只是散步。所以，只要在平時步行的速度基礎上盡量快一些，達到再快些會感覺不舒服而想要改成慢跑的速度時，這就是你自己標準的快走速度了。與打球、游泳、騎車等較激烈的運動相較，快走更加方便，也更容易持之以恆。

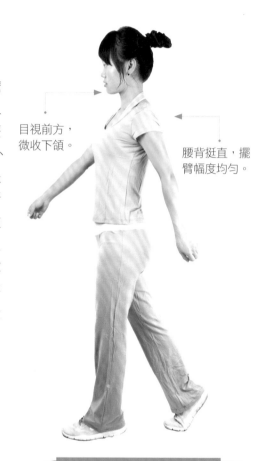

目視前方，微收下頷。

腰背挺直，擺臂幅度均勻。

正確的快走方式

1 開始快走，持續 5 分鐘。

2 測脈搏。快走暫停後馬上測量是關鍵。用食指、中指、無名指按住手腕脈搏測量 10 秒鐘。

3 用測量出來的數字乘以 6。

4 確認是否達到了「50% 強度的脈搏」，並依此調整步行速度。

50% 強度的脈搏 =（最高脈搏 - 安靜時的脈搏）×0.5+ 安靜脈搏
最高脈搏 =220- 年齡
例如：60 歲安靜脈搏為 70 的人
〔（220-60）-70〕×0.5+70=115
這就是他 50% 強度的脈搏。

♡ **特別提示**

　　一般情況下，步行速率以每分鐘 150 ～ 160 步為宜。尤其是中老年人的心血管和呼吸功能逐漸減退，快走的速度、時間應注意控制，循序漸進，量力而行。

八段錦：增加熱量消耗防肥胖

練習八段錦可增加熱量消耗，減輕體重，舒緩情緒，改善胰島素抵抗，血糖可得到良好控制。

第一式：兩手托天理三焦

三焦即包括五臟六腑的身體系統，透過雙手上托，緩緩用力，可有效拉伸手臂、肩背，同時，雙臂反覆地上舉、下落，還可鍛鍊肘關節、肩關節和頸部。

操作方法

站立，挺胸收腹，腰部、脊椎放鬆。兩手從體側緩緩舉到頭頂，轉掌心向上，用力向上托舉，同時兩腳的腳跟隨著雙手的托舉而起落。托舉6次之後，雙手轉掌心向下，沿著身體前方緩緩按至小腹，之後再回到最初的站姿。重複做 10 次。

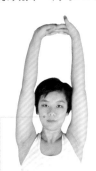

頭正平視，口齒緊閉，用鼻子做深呼吸。

第二式：左右開弓似射鵰

該動作透過「左右開弓」的姿勢達到肝肺二臟相互協調、氣機條暢的生理作用，練習它能夠增加肺活量，消耗脂肪，使精力充沛。

操作方法

兩腳分開與肩同寬，緩緩下蹲。左右手如同拉弓射箭，做展肩擴胸姿勢。

肩部、胸部要擴展開，姿勢要優美。

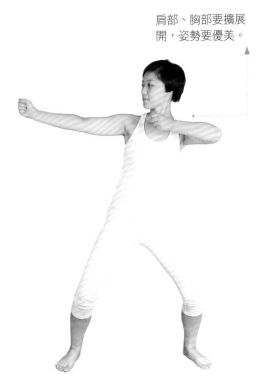

第三式：調理脾胃單臂舉

這個動作可以牽拉腹腔，對脾胃肝膽有很好的按摩作用，並輔助調節氣機。常做這個動作有助於消化吸收，增加熱量消耗。

操作方法

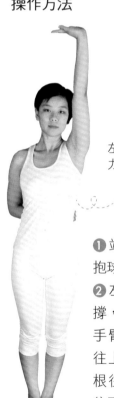

左臂往上舉，要盡力向外、向後展。

❶ 站立，兩個手掌做抱球狀，捧在腹前。

❷ 左手抬起來，往上撐，右手放在身後，手臂貼著腰部。左手往上舉時，一定要掌根往上撐，中指指尖往下回勾；而右手向下按時，也要掌根下按，中指向上勾；左臂往上舉，要盡力向外、向後展。然後，再按相反的方向重複這個動作。

第四式：五勞七傷往後瞧

此動作可以調整大腦與臟腑聯絡的交通要道——頸椎；同時挺胸，刺激胸腺，進而改善大腦對臟腑的調節能力，並增強免疫和體質，消耗多餘脂肪。

操作方法

左臂往上舉，要盡力向外、向後展。

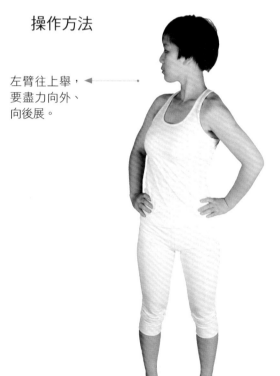

❶ 兩腳平行開立，與肩同寬。兩臂自然下垂或叉腰。頭頸帶動脊柱緩緩向左擰轉，眼看後方，同時配合吸氣。

❷ 頭頸帶動脊柱緩緩向右轉，恢復前平視。同時配合呼氣，全身放鬆。

第五式：搖頭擺尾去心火

　　這個動作強調放鬆，放鬆是由內到外、由淺到深的鍛鍊過程，使形體、呼吸、意念輕鬆舒適無緊張感。常做這個動作，有助於消除腰部、臀部的多餘脂肪，並能舒緩情緒，有益身體調養。

操作方法

❶ 兩足分開，與肩等寬，屈膝半蹲成騎馬狀的姿勢。

❷ 兩手張開，虎口向內，扶住大腿前部。頭部及上體前俯，做圓環形轉腰。

❸ 轉動幾圈後再反方向轉腰，轉腰的同時要適當擺動臀部，使整個軀幹做蛇形的左右擺動，左右各重複做15～30次。

❹ 動作做完後，宜緩緩收功，散步1～3分鐘，再活動四肢、按摩頭面，使身體盡可能放鬆。

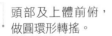

頭部及上體前俯，做圓環形轉搖。

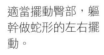

適當擺動臀部，軀幹做蛇形的左右擺動。

第六式：兩手攀足固腎腰

　　該動作對生殖系統、泌尿系統及腰背部的肌肉都有調理作用，能有效防治肥胖，降低血糖。

操作方法

❶ 自然站立。兩手伸直上舉至頭頂。

❷ 兩手交互向上拉伸2次；身體向上挺，微向後仰。

❸ 彎腰，兩手盡量伸至腳尖，然後抬頭、眼睛向上看。

❹ 頭低下，慢慢起身，雙掌順著雙腿兩側慢慢輕撫上移，托住後腰，身體向後仰。

❺ 身體回正，兩手放下。

做這個動作，要求腿不能彎。

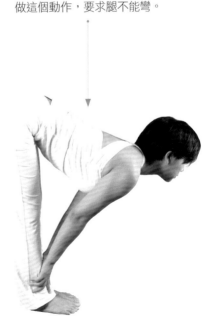

第七式：攢拳怒目增氣力

這一個動作馬步沖拳，怒目瞪眼，可刺激肝經系統，使肝血充盈、肝氣疏泄，調和氣血。患者常做這個動作，能夠燃燒腰腿部脂肪，強健筋骨。

操作方法

❶ 兩足分開比肩寬，下蹲成騎馬式，雙手握拳置腰間，拳心向上，雙手握緊，轉拳怒目而視時吸氣出右拳，復原時呼氣。

❷ 雙手握拳置腰間，拳心向上，雙手握緊，轉拳怒目而視時吸氣換左手出拳，復原時呼氣。此動作可重複做 8 遍。

第八式：背後七顛百病消

背後七顛是全套動作的結束。連續上下抖動使肌肉、內臟、脊柱放鬆，再做足跟輕微著地震動，使上述器官、系統整合重定，發揮整理運動的作用。這個動作有助於帶動全身血液循環，對調節血糖非常有效。

操作方法

❶ 雙手於體後緩緩提起，掌心置於腰部腎腧穴。

❷ 腳跟隨之提起，全身放鬆並輕輕抖動，此時腳跟著地。

❸ 在第 7 次抖動時，全身放鬆，重心下落，腳跟輕微著地，雙手下落。

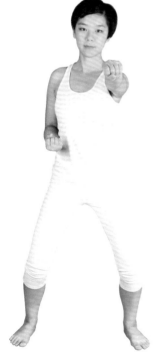

蹲馬步時，馬步的高低可根據自己腿部的力量靈活掌握。

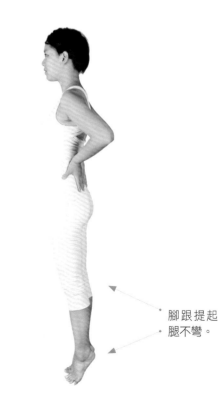

腳跟提起腿不彎。

游泳：提高胰島素作用

　　游泳是一項全身運動，幾乎所有的肌肉群和內臟器官都必須積極參與活動，能增強各器官和系統的功能，使身體得到全面鍛鍊，能改善胰島素抵抗，提高胰島素作用，進而有助於調節血糖。事實上，游泳很適合大多數的糖尿病患者，尤其是對於肥胖的糖尿病患者來說更是極佳選擇，因為它能同時達到降血糖、減肥兩個目的，可謂是一舉兩得。

　　此外，游泳還可愉悅心情，有助於患者調養。游泳時，水流和波浪對身體表面的摩擦和衝擊，能對人體產生一種特殊的自然按摩作用，這種自然的按摩作用不僅可以使人身心放鬆，還會使人產生與大自然融為一體的喜悅心情。在這種情況下，患者會將原本因疾病而產生的憂愁、煩惱、悲觀、失望等不良情緒一掃而光，精神振奮。

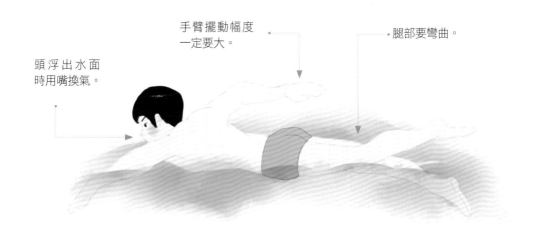

頭浮出水面
時用嘴換氣。

手臂擺動幅度
一定要大。

腿部要彎曲。

游泳的適當運動量

　　游泳的運動量要因人而異，量力而行。對於游泳愛好者，即使是年輕力壯者，每週高強度運動不宜超過 2 次；而中年人則以中等運動量為宜，不要進行運動量過大的游泳訓鍊；老年人最適合小至中等偏小的運動量的游泳訓鍊。

哪些人適合游泳

游泳適用於大多數糖尿病患者，一般認為第二型糖尿病肥胖者和血糖在 200 ～ 301 毫克 / 分升（200 ～ 300 毫克 / 分升）以下者，以及第一型糖尿病穩定期患者均適宜。

如何判斷游泳的運動強度

年輕力壯的糖尿病患者，每週進行大運動量（游泳後脈搏頻率 120 ～ 140 次 / 分鐘）的游泳運動不應超過 2 次；中年糖尿病患者宜進行中等運動量（游泳後脈搏頻率 90 ～ 110 次 / 分鐘）的游泳；老年糖尿病患者宜進行小運動量（游泳後脈搏頻率 70 ～ 80 次 / 分鐘）的游泳。

下水前要做哪些準備

游泳前可以用溫水擦擦身體再下水。這是因為溫水（30 ～ 40℃）能帶走身上的部分熱量，可使體溫與游泳池內的水溫接近，下水就不會感到太冷。

入水前要做熱身活動，可以做體操或各種拉伸肌肉和韌帶的動作，做好準備運動後再下水游泳，能防止頭暈、噁心、抽筋或拉傷等。

什麼時間適合游泳

糖尿病患者最好在餐後 0.5 ～ 1 小時再游泳，不可空腹或飯後立即游泳，也不可酒後游泳。空腹游泳可發生低血糖反應。飯後游泳會影響消化，甚至出現胃痙攣、嘔吐、腹痛等。

酒後游泳容易出現低血糖。此外，酒精會抑制肝臟的正常生理功能，妨礙體內葡萄糖的轉化與儲備，影響大腦的判斷能力，增加意外的發生風險。

♡ **特別提示**

雙腳出現皮膚損傷、潰爛的糖尿病患者不宜游泳，以免造成感染。游泳時應隨身攜帶糖尿病健康卡及餅乾、糖果等含糖食物，以備發生低血糖時能馬上得到救治。
游泳後應立即擦乾皮膚表面的水，穿好衣服，以免受涼，同時可簡單活動四肢，有助於消除疲勞。

游泳雖好，但並非人人適宜。選擇此項運動前，最好先到醫院進行必要的醫學檢查，以排除心腦血管疾病。如果已經患有冠心病、高血壓等比較嚴重的併發症，則不可盲目進行。

騎自行車：改善糖代謝

自行車可以做為環保的代步交通工具，現在也有越來越多的人將自行車做為健身器材。長期騎自行車能改善糖尿病患者糖代謝及血糖控制，改善糖尿病併發高血脂症，預防心血管病的發生。

騎車的地點選擇

騎車時應當選擇空氣環境較好的公園、郊區等，不要選擇市區馬路作為運動地點，因為汽車廢氣及塵土對運動中的人危害極大。騎自行車時由於運動量加大，心肺功能增加，如果無法避開廢氣和塵土，那麼吸入的有害氣體將會隨著心肺功能的加強而快速傳遍全身。短期內使人感到不舒服、乾咳；時間久了人會頭疼、渾身無力；長年累月在馬路上騎自行車，吸入的廢氣還可能引發嚴重的肺部疾病。

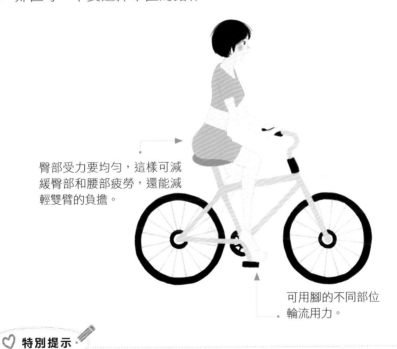

臀部受力要均勻，這樣可減緩臀部和腰部疲勞，還能減輕雙臂的負擔。

可用腳的不同部位輪流用力。

♡ 特別提示

1. 車座墊若太硬，可用泡棉做一個柔軟的座套套在車座上，以減少車座對下體的摩擦力。
2. 調整車座的高度和角度。車座太高，騎車時臀部必然左右錯動，容易造成身體的擦傷；車座前部上翹，更容易損傷下體。
3. 騎車時間較長時，要注意變換騎車姿勢，使身體的重心有所移動，以防身體某一點長時間著力。
4. 初騎變速車時，速度不要太快，時間也不要太長，待身體適應後再加速、增加時間。

乒乓球：控制體重、促進糖代謝

乒乓球運動強度適中，在運動中能夠消耗體內多餘的脂肪，具有減肥降血糖的效果，非常適合肥胖的糖尿病患者練習。打乒乓球還能增強神經系統和內分泌系統功能，進而促進胰島素對糖代謝的調節作用，幫助患者將血糖維持在較正常的水準。

運動要領

訓練開始前一定要做好準備活動，包括慢跑、關節的旋轉及牽拉，以免造成手腕、腰部等損傷。

其次，打球時不可總是使用同一個角度，只打正手或是反手，這樣容易出現肌肉勞損。此外，通常半小時為一節比較好，但在休息時不能靜止不動，而應稍微走一走放鬆肌肉，消除疲勞。

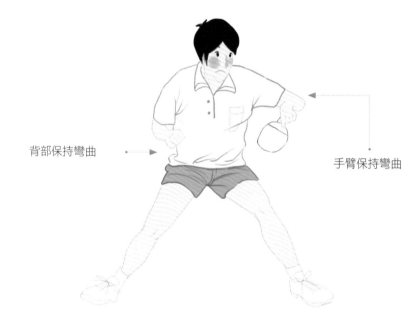

背部保持彎曲

手臂保持彎曲

♡ **特別提示**

1. 由於乒乓球運動需要雙人配合，運動強度不能由自己完全支配，因此，為了確保合適的運動量，選擇對手時一定要慎重。
2. 乒乓球是一種競技性的運動，糖尿病患者在打乒乓球時，切勿爭強好勝，保持一顆平常心，才能夠達到較好的降血糖效果。

羽毛球：改善胰島素敏感性

打羽毛球可以降低血糖，因為運動改善了胰島素的敏感程度，也提高了身體利用葡萄糖的效率，當然也可以減輕胰島素分泌的負擔。在運動過程中，身體會消耗肝臟所儲存的肝醣，無論對青少年還是中老年患者，都是很好的運動項目。

操作方法

接球時一定要盡量在身體上方擊球，不要等球落到頸部位置時才出手。握羽毛球拍時手臂盡量保持放鬆，以便靈活發揮手腕的力量。注意在接球時身體需快速移動，擊球要快。與對手保持適當距離。

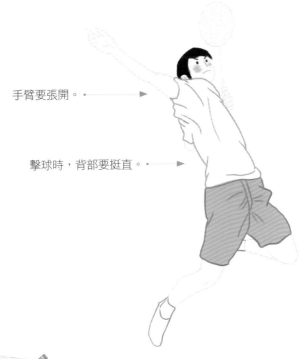

手臂要張開。

擊球時，背部要挺直。

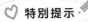 特別提示

1. 羽毛球屬於劇烈運動，因此在打球之前一定要活動手腳做足熱身準備。
2. 打球者最好換上寬鬆的運動衣和運動鞋，因為打羽毛球動作比較大，穿上運動衣和運動鞋更有利於動作的舒展。
3. 一定要選擇寬敞、陽光充足的場地，打球時動作才能完全舒展開來，不會發生碰撞或危險。

腹肌練習操：調節高血脂

腹肌練習操能夠消除腹部贅肉，燃燒腹部多餘脂肪，不僅保持身材曲線，還能有效調節血脂和血糖。

操作方法

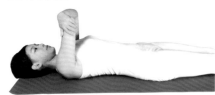

❶仰臥位，屈肘於胸前，雙手互抱上臂。

❷雙腿伸直，雙腳抬高約 10 公分，持續數秒。

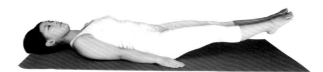

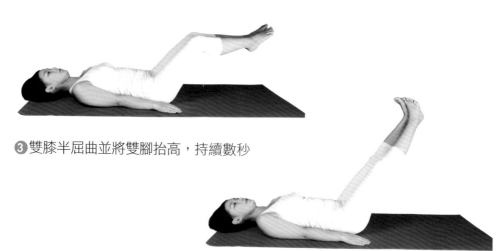

❸雙膝半屈曲並將雙腳抬高，持續數秒

❹雙腿向斜上方伸直，維持數秒。

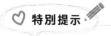 ♡ 特別提示

患者也可選在倚靠牆壁或軟硬適中的床上進行腹肌練習操。進行最後一步分解動作時，雙腿向斜上方伸直，腳跟可接觸牆面，借助牆壁來用力。

地板游泳操：減少脂肪堆積

眾所周知，游泳是一項全身性運動，有助提高心肺功能和胰島素功能。但是，想要游泳就必須要有場地，一般人不可能每天都去游泳池，這怎麼辦呢？

在地板上游泳，無疑是一種很好的替代方案。地板游泳操對時間和場地沒有過多要求，隨時隨地都可以進行，同樣能幫助身體各個部位燃燒脂肪、減輕體重，對於控制血糖大有裨益。

操作方法

❶ 趴在地板上，雙手自然貼放在身體兩側，運用腰部力量讓上半身盡量抬起。

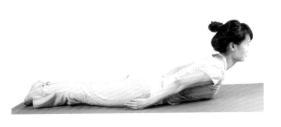

❷ 模仿在水中的手臂劃水動作，屈肘使雙臂慢慢舉向頭頂，在頭頂輕擊雙掌，再展開回歸身體兩側。

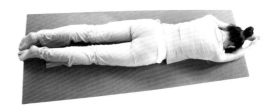

❸ 兩腳緊貼，兩膝分開向兩側彎曲，模仿踩水動作，然後打開雙腳盡量往兩側伸展。

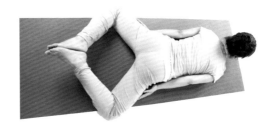

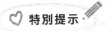 特別提示

　　這套動作先做 10 次，待身體逐漸適應運動節奏後，再逐步增加次數。每天運動時間控制在半小時以內為宜，重在持之以恆。

分腿深蹲：減少內臟脂肪堆積

分腿深蹲能充分活動下半身肌肉，增強基礎代謝，減少內臟脂肪堆積，改善內臟功能，促進腸道蠕動，緩解消化不良和便祕，幫助全身血液運行流暢，對於血糖、血脂的調節都很有益。每天做 2 次即可，時間不限。這個動作還能使下半身肌肉更加緊緻，腰部、臀部、大腿的贅肉不斷減少，呈現出苗條的曲線；同時能改正骨盆歪斜，髖關節也會變柔軟，讓身姿和步態都得到改善。

操作方法

分腿深蹲的要領是盡可能打開髖關節下蹲，腳掌著地，用力，雙肘彎曲，輕握拳頭，置於臉部下方。

簡化版動作

髖關節較硬的人和腰疼的人，能夠蹲下來即可。持續訓練一段時間，待髖關節變軟以後，再按照左圖進行深蹲。

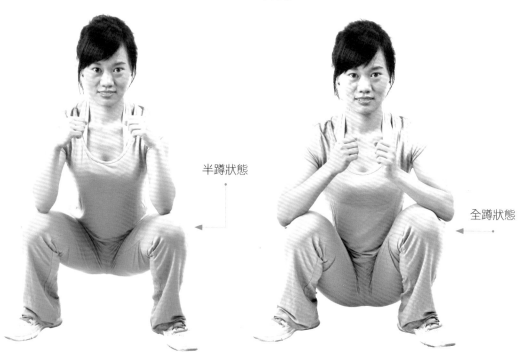

半蹲狀態

全蹲狀態

以分腿深蹲的姿勢前後運動

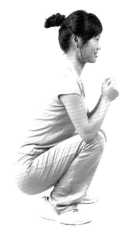

❶ 保持基本姿勢，開始將腰部向前移動，此時，腳掌盡可能抓住地面。

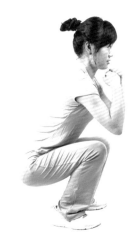

❷ 將原本向前移動的腰向後移動。有規律地做5次。

以分腿深蹲的姿勢左右運動

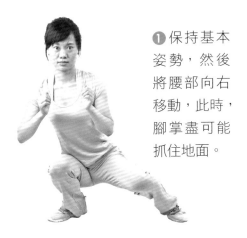

❶ 保持基本姿勢，然後將腰部向右移動，此時，腳掌盡可能抓住地面。

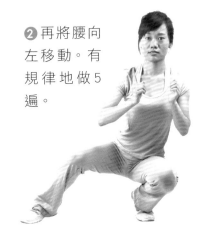

❷ 再將腰向左移動。有規律地做5遍。

♡ 特別提示

　　深蹲對整個下肢和軀幹都有強烈的刺激，應注意避免用力過猛而拉傷腿部肌肉。動作盡量放緩，注意調整自己的呼吸，整個過程保持均速。

杜鵑式瑜伽：改善疲勞助調養

　　杜鵑式瑜伽伸展了腰部、背部和腿部的肌肉，可以緩解這些部位的痠痛，有助於消除脂肪堆積，還能改善身體的疲勞狀態，對糖尿病患者的調養很有幫助。

操作方法

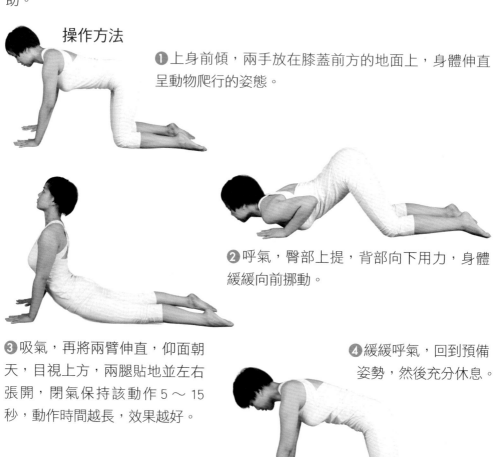

❶上身前傾，兩手放在膝蓋前方的地面上，身體伸直呈動物爬行的姿態。

❷呼氣，臀部上提，背部向下用力，身體緩緩向前挪動。

❸吸氣，再將兩臂伸直，仰面朝天，目視上方，兩腿貼地並左右張開，閉氣保持該動作 5 ～ 15 秒，動作時間越長，效果越好。

❹緩緩呼氣，回到預備姿勢，然後充分休息。

💗 **特別提示**

　　練習第三步驟收緊腰背部肌肉、伸展腿部肌肉，此時要量力而為。尤其是初次練習時，不可過分用力，注意動作的緩慢輕柔，以免對腰部造成不必要的損傷。

椅子健身法：輕鬆消脂降血糖

　　這套健身法簡單易行，在家中借助椅子即可完成。輕輕鬆鬆的幾個動作，就能有效幫助消脂肪、降血糖。

操作方法

❶坐在椅子上，伸直身體，做一次深呼吸，緊腰收腹。保持姿勢4～6秒，重複4～8次。

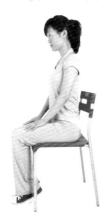

❷坐在椅子上，伸直身體，兩肩向後用力使背肌收緊，兩肩胛骨靠攏。保持勢4～6秒，重複4～8次。

❸坐在椅子上，兩手叉腰，兩腳踩地，左右轉動腰部至最大幅度，重複8～12次。

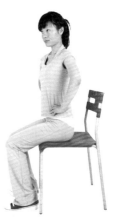

❹坐在椅子上，身體緊縮收腹，雙手用力支撐，收緊臀大肌，並使臀部從椅子上微微抬起。保持姿勢4～6秒，重複4～8次。

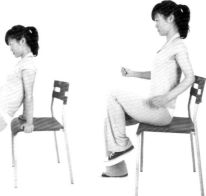

❺坐在椅子上伸直身體，兩腳踩在地上，腳跟盡量提起。保持6秒，重複8～12次。

💗 **特別提示**

　　患者應注意椅子的選擇，應當選擇穩定性好、有一定重量的椅子。練習場地應平坦，但不能過於光滑，以免運動時椅子翻倒。

空中腳踏車運動：燃燒脂肪控體重

這套動作類似踩腳踏車，對腿部脂肪的消除非常有益。患者如果能長期練習，則能有效減輕體重，控制血糖上升。

操作方法

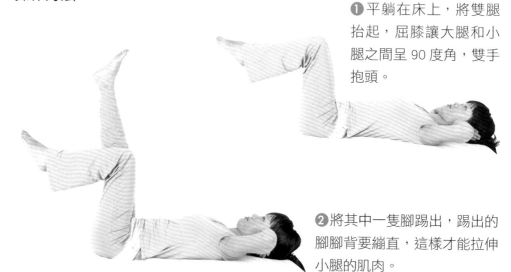

❶ 平躺在床上，將雙腿抬起，屈膝讓大腿和小腿之間呈 90 度角，雙手抱頭。

❷ 將其中一隻腳踢出，踢出的腳腳背要繃直，這樣才能拉伸小腿的肌肉。

❸ 雙腳輪流重複步驟 1、2 的動作，要用大腿帶動小腿的活動，這樣效果才會更好。

♡ **特別提示**

初次練習，時間以 3 分鐘左右為宜，以免運動量過大造成腿部肌肉痠痛或損傷。之後練習可循序漸進，逐漸增加運動時間與次數。

仰頭、屈肘、轉體運動：活躍全身調血糖

　　這套動作簡單易做，同時活動肩部、肘部、腰胯部等，可宣通肺氣，活躍全身氣血，促進血液循環，對於調節血糖很有幫助。每天早上抽 5 ～ 10 分鐘時間做一做，能使自己一整天神清氣爽。

操作方法

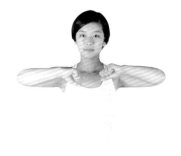

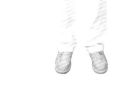

❷屈肘運動。雙臂平舉吸氣，屈肘呼氣，重複 6 次。

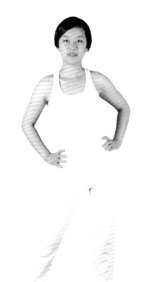

❶仰頭挺胸。雙臂上舉仰頭，挺胸吸氣，動作還原時呼氣，重複 6 次。

❸轉體運動。雙手叉腰，向左右轉體。左右重複 4 ～ 6 次。

💗 **特別提示**

　　剛開始練習轉體運動時，腰胯部的柔軟度可能比較差，因此動作幅度、練習時間都要根據自身情況而定，不要勉強進行，以免造成損傷。

睡前枕頭操：平穩血糖促睡眠

不用去健身房，不需要專業的健身器材，善用枕頭並配合各種小動作，就能放鬆頸椎、腰肌、雙腿，達到改善睡眠、控制體重、平穩血糖的目的。

操作方法

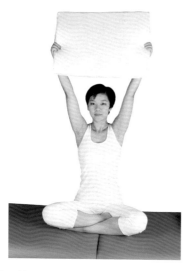

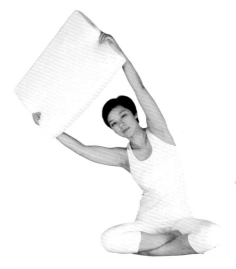

❶側腰伸展。雙腿盤坐，雙手抓住枕頭兩邊舉起，高過頭頂。吸氣向上伸展，呼氣腰彎向一側，保持2次呼吸。

❷肩膀拉伸。盤坐，雙手在身體後側抓住枕邊。吸氣時雙臂向上抬高，維持2次呼吸。呼氣，上身向一側扭轉，維持2次呼吸。吸氣還原，相反一側重複同樣的動作。

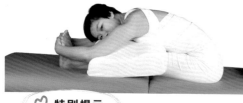

❸雙腿、背部伸展。採坐位，雙腿前伸，將枕頭放在腿上。呼氣時上身壓向枕頭，頭側向一邊，保持5次呼吸。吸氣時還原。

♡ **特別提示**

這套運動可有助放鬆，以各種輕柔的小動作來釋放壓力、緩解身心，進而達到促進睡眠、平穩血糖的目的。因此練習時應注意動作和緩，避免過於劇烈、刺激神經而導致失眠。

雙臂舒展：瘦身減肥降血糖

　　這樣一套瘦身操如果能每天堅持睡前鍛鍊 10 分鐘左右，就能有明顯的瘦身、降血糖效果。

操作方法

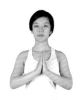 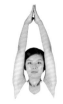 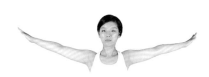

❶雙手合十放
在胸前。

❷雙臂盡量向上伸展，
保持 10 秒。

❸雙臂打開呈 180 度。

❹右手單臂向上
舉呈 90 度。

❺雙臂展開呈
180 度，復原後
左臂抬起上舉。

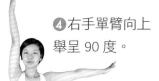

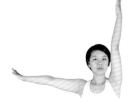

♡ **特別提示**

　　進行第二步步驟
「雙臂保持向上伸展 10
秒」時，要注意做到
10 秒的時間要求，時
間過短則達不到瘦身
效果。

照著吃、跟著動，
全方位穩定血糖，預防併發症！

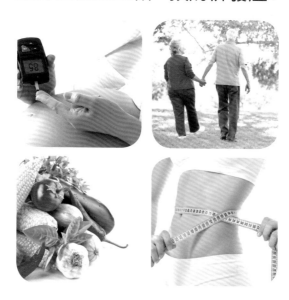